W0076215

# Systemische Therapie in der Dermatologie

Ein praktischer Ratgeber zur Verordnung, Anwendung und Therapieüberwachung

Silja Domm · Regine Gläser · Ulrich Mrowietz
Abt. Dermatologie, Venerologie und Allergologie,
Universitätsklinikum Schleswig-Holstein, Campus Kiel, Germany

Mit freundlicher Unterstützung der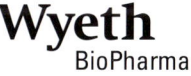

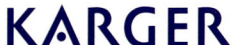 Basel · Freiburg · Paris · London · New York · Bangalore · Bangkok · Shanghai · Singapore · Tokyo · Sydney

Dr. med. Silja Domm
Abt. Dermatologie, Venerologie und Allergologie
Universitätsklinikum Schleswig-Holstein, Campus Kiel
Schittenhelmstr. 7, 24105 Kiel, Germany
Tel. +49 431 597-1512, Fax -1543
E-mail sdomm@dermatology.uni-kiel.de

Für Angaben über Dosierungsanweisungen und Applikationsformen kann keine Gewähr übernommen werden. Der Leser ist durch sorgfältige Prüfung der jeweiligen Fachinformationen angehalten, den aktuellen Stand der zugelassenen Anwendungsgebiete, die empfohlenen Dosierungen sowie die Empfehlungen zu Art und Dauer der Anwendung zu beachten. Diese Angaben können sich kurzfristig ändern.

Bibliographische Information der Deutschen Bibliothek
Die Deutsche Bibliothek verzeichnet diese Publikation in der Deutschen Nationalbibliografie; detaillierte bibliografische Daten sind im Internet über < http://dnb.ddb.de > abrufbar.

Printed in Germany on acid-free paper
by KONKORDIA GmbH · Das Medienunternehmen, Bühl

ISBN 978-3-8055-8600-9

# Inhaltsverzeichnis

# Inhaltsverzeichnis

# Inhaltsverzeichnis

# Vorwort

Die systemische Therapie ist ein essenzieller Bestandteil der Behandlung von Hauterkrankungen. Nicht immer beschränkt sich die Verabreichung systemischer Medikamente auf schwere Formen von Dermatosen, sondern hat einen wichtigen Stellenwert immer dann, wenn durch die Anwendung topischer Präparate oder von ultraviolettem Licht kein ausreichender Behandlungserfolg zu erzielen ist. Ein Beispiel hierfür ist die Mykose, vor allem die Onychomykose. Stehen topische und systemische Medikamente für die Behandlung einer Dermatose zur Wahl, so richtet sich der Einsatz systemischer Präparate nach Schweregrad, bisheriger Therapieresistenz, aber auch nach dem Prinzip eines schnellen Behandlungserfolgs und hoher Patientenzufriedenheit.

Die Entwicklung neuer Pharmaka für die Therapie von Hauterkrankungen konzentriert sich zurzeit fast ausschließlich auf systemische Medikamente. Hochwirksame therapeutische Antikörper und Fusionsproteine vor allem für die Psoriasis, aber auch für maligne Tumoren der Haut, rekombinante Zytokine und weitere innovative Präparate erfordern eine parenterale Gabe.

Bei Beachtung der grundsätzlichen Regeln im Umgang mit systemischen Medikamenten ist das Risiko für Patient und Arzt nicht größer als bei einer spezifischen Lokaltherapie mit entsprechenden Wirkstoffen. Jedoch ist die Wirkung häufig zuverlässiger und die Patienten-Compliance höher.

Das vorliegende Buch soll für alle Bereiche einer Therapie mit systemischen Medikamenten in der Dermatologie die dafür notwendigen Informationen in kurzer, übersichtlicher und damit praxisnaher Form bieten. Anwendungsbeschränkungen, mögliche unerwünschte Arzneimittelwirkungen, Wechselwirkungen mit anderen Medikamenten werden aufgelistet, aber auch Hinweise zur Therapieüberwachung gegeben.

Die Autoren haben sich besonders bemüht, Empfehlungen für die Anwendung bei Kindern sowie in Schwangerschaft und Stillzeit zu geben, da hier erfahrungsgemäß die meisten Fragen und Probleme auftreten.

Das Buch erhebt keineswegs einen Anspruch auf Vollständigkeit. Es behandelt aber die am häufigsten verwendeten Substanzen, die nach Ansicht der Autoren die höchste Relevanz für die Praxis haben. Die erwähnten Präparate haben Beispielcharakter, selbstverständlich können Alternativpräparate mit gleichem Wirkstoff und gesicherter Bioverfügbarkeit genauso gut angewendet werden.

Die Beachtung von aktuellen Fachinformationen, neuen publizierten Daten zu den einzelnen Wirkstoffen sowie von Leitlinien kann die hier dargestellten Informationen ergänzen. Auch der Erfahrungsaustausch unter Kollegen und der Kontakt zu Zentren, die mit den jeweiligen Therapien vertraut sind, sollen helfen, die systemische Therapie in der Dermatologie nicht nur beizubehalten, sondern weiter auszubauen.

*Silja Domm*
*Regine Gläser*
*Ulrich Mrowietz*

# Erklärung

Die Verfasser haben sich bemüht, alle Informationen nach dem aktuellen Stand des Wissens aus den zur Verfügung stehenden Quellen (Fachinformationen, «Rote Liste», Leitlinien der Arbeitsgemeinschaft der Wissenschaftlichen Medizinischen Fachgesellschaften, AWMF) wiederzugeben.

Beim Gebrauch dieses Buches sind folgende Punkte zu beachten:

- Allergien und/oder Überempfindlichkeitsreaktionen gegen die besprochenen Substanzen sowie Galaktose-/Fruktoseintoleranz werden als Kontraindikation (KI) grundsätzlich **nie** erwähnt.
- Unerwünschte Arzneimittelwirkungen (UAW), die nach der gültigen Klassifikation nur «sehr selten» auftreten oder den Status «nicht bekannt» (ehemals «Einzelfälle») haben, werden grundsätzlich nur dann erwähnt, wenn die Autoren diese für besonders relevant erachten.
- Für «Kontraindikation» (KI) wird folgende Definition verwendet: «Zustände und Erkrankungen, bei denen das Fertigarzneimittel keinesfalls oder im Allgemeinen nicht angewendet werden darf».
- Für «relative Kontraindikation» wird folgende Definition verwendet: «Zustände und Erkrankungen, bei denen das Fertigarzneimittel in der Regel nicht angewendet werden soll».
- Alle Dosierungsempfehlungen gelten für Erwachsene oder sind sonst speziell gekennzeichnet.
- Wi↑/↓ bedeutet, dass die Wirkung der besprochenen Substanz verstärkt/vermindert wird.
- (Wi↑/↓) bedeutet, dass die Wirkung des unter «Wechselwirkungen» (WW) aufgeführten Medikaments durch die besprochene Substanz verstärkt/vermindert wird.

| Wirkstoff | erhältliche Konfektionierung | Packungsgrößen |
|---|---|---|
| **Etanercept** | | |
| Enbrel 25/50 mg *Injektionslösung* (Fertigspritze) 4/8/24 (25 mg) 4/12 (50 mg) | | |
| Dos.: 25/50 mg 2 × wöchentlich s. c. | | |

Handelsname

Dosierungsempfehlung

Medikamenteninformation (Beispiel)

8

# Wichtige Definitionen und Einteilungen

## Häufigkeit unerwünschter Arzneimittelwirkungen

| | |
|---|---|
| Sehr häufig: ≥10% | früher häufig |
| Häufig: ≥1%–≤10% | früher gelegentlich |
| Gelegentlich: ≥0,1%–≤1% | früher selten |
| Selten: ≥0,01%–≤0,1% | früher sehr selten |
| Sehr selten: <0,01% (inkl. Einzelfälle) | früher Einzelfälle |

Nicht bekannt (Häufigkeit auf Grundlage der verfügbaren Daten nicht abschätzbar)

Nach: «Guideline on Summary of Product Characteristics» bzw. «Guideline on the Readability of the Label and Package Leaflet of Medicinal Products for Human Use», Bundesinstitut für Arzneimittel und Medizinprodukte, 27.04.2007; *www.bfarm.de*

## Auswirkungen von Medikamenten in der Schwangerschaft

| | |
|---|---|
| Gr1 | Bei umfangreicher Anwendung am Menschen hat sich kein Verdacht auf eine embryotoxische/teratogene Wirkung ergeben. Auch der Tierversuch erbrachte keine Hinweise auf embryotoxische/teratogene Wirkungen. |
| Gr2 | Bei umfangreicher Anwendung am Menschen hat sich kein Verdacht auf eine embryotoxische/teratogene Wirkung ergeben. |
| Gr3 | Bei umfangreicher Anwendung am Menschen hat sich kein Verdacht auf eine embryotoxische/teratogene Wirkung ergeben. Der Tierversuch erbrachte jedoch Hinweise auf embryotoxische/teratogene Wirkungen. Diese scheinen für den Menschen ohne Bedeutung zu sein. |
| Gr4 | Ausreichende Erfahrungen über die Anwendung beim Menschen liegen nicht vor. Der Tierversuch erbrachte keine Hinweise auf embryotoxische/teratogene Wirkungen. |
| Gr5 | Ausreichende Erfahrungen über die Anwendung beim Menschen liegen nicht vor. |
| Gr6 | Ausreichende Erfahrungen über die Anwendung beim Menschen liegen nicht vor. Der Tierversuch erbrachte Hinweise auf embryotoxische/teratogene Wirkungen. |
| Gr7 | Es besteht ein embryotoxisches/teratogenes Risiko beim Menschen (1. Trim.). |
| Gr8 | Es besteht ein fetotoxisches Risiko beim Menschen (2. und 3. Trim.). |
| Gr9 | Es besteht ein Risiko perinataler Komplikationen oder Schädigungen beim Menschen. |
| Gr10 | Es besteht das Risiko unerwünschter hormonspezifischer Wirkungen auf die Frucht beim Menschen. |
| Gr11 | Es besteht das Risiko mutagener/karzinogener Wirkung. |

*Bemerkung*

*Gr1–Gr3*
Arzneimittel, von denen mit an Sicherheit grenzender Wahrscheinlichkeit angenommen werden kann, dass sie von einer großen Zahl von schwangeren Frauen eingenommen wurden, ohne dass sich bis heute Hinweise auf eine erhöhte Rate an Missbildungen oder andere klinisch relevante Folgen für den Embryo ergeben hätten.

*Gr4–Gr6*
Arzneimittel, von denen man annimmt, dass sie nur von einer kleinen Anzahl schwangerer Frauen eingenommen wurden, die aber nach den bisherigen Erfahrungen keine erhöhte Rate an Missbildungen oder andere schwerwiegende Folgen für den Embryo verursachen.

z.B.
– Arzneimittel, welche erst kurzzeitig im Handel sind
– Arzneimittel, deren Indikationsbereich die Anwendung bei einer großen Zahl schwangerer Frauen ausschließt

*Auswirkungen von Medikamenten in der Stillzeit*

| | |
|---|---|
| La1 | Es ist nicht bekannt, ob die Substanz in die Milch übergeht. |
| La2 | Substanz geht in die Milch über. Eine Schädigung des Säuglings ist bisher nicht bekannt geworden. |
| La3 | Substanz geht in die Milch über. In Abhängigkeit von Dosis, Art der Anwendung und Dauer der Medikation kann das Befinden des Säuglings vorübergehend beeinträchtigt werden. |
| La4 | Substanz geht in die Milch über. In Abhängigkeit von Dosis, Art der Anwendung und Dauer der Medikation kann eine ernsthafte Schädigung des Säuglings eintreten. |
| La5 | Substanz führt zur Verminderung der Milchproduktion. |

# 1. Antibiotika

*Allgemeines*

*Häufige UAW*
- GIS, bei anhaltenden Durchfällen und Koliken an pseudomembranöse Kolitis denken (Präparat absetzen!)
- Superinfektion durch resistente Bakterien bzw. Sprosspilze, z.b. Mundsoor
- Vulvovaginitis (bei langfristiger oder wiederholter Anwendung)
- Arzneimittelexantheme/Überempfindlichkeitsreaktionen

## 1.1 Penicilline

**Benzylpenicillin**
*z.B. Penicillin Grünenthal 1/5/10 Mega Trockensubstanz 10 (1/5 Mega), 5 (10 Mega)*
Dos.: 3 × 5–10 Mio. I.E./d i.v.
*z.B. Penicillin V Wolff 1,5 Mega Filmtbl. 10/20/30*
Dos.: 3 × 1/d p.o.
KI (abs.): – Ø
KI (rel.): – Behandlung von Begleitinfekten viraler Erkrankungen, insbesondere der infektiösen Mononukleose und der lymphatischen Leukämie (erhöhtes Exanthemrisiko)
WW: – Antikoagulanzien, Thrombozytenaggregationshemmer (Wi↑)
– Kontrazeptiva (Wi↓)
– Keine Kombination mit bakteriostatischen AB (antagonistischer Effekt)
– Beeinflussung labordiagnostischer Untersuchungen
UAW
*Geleg.:* – ZNS-Störungen/Krämpfe (u.U. durch zu schnelle Infusion)
*Selten:* – Interstitielle Nephritis
– Gerinnungsstörungen
Cave: – Jarisch-Herxheimer-Reaktion bei der Behandlung von Spirochäteninfektionen (Lues, Borreliose)
Monit.: – BB, Niere, Elektrolyte (nur bei Langzeit-/Hochdosistherapie)

## Flucloxacillin

*z.B. Staphylex 250/500 mg/1/2 g Trockensubstanz 10 (250/500 mg, 1 g), 5 (2 g)*

Dos.: 4 × 0,5–1 g/d i.v.

*z.B. Staphylex 250/500 mg Kps. 20 (250 mg), 10/20 (500 mg)*

Dos.: 3 × 2/d p.o.

| | |
|---|---|
| KI (abs.): | – SS (strenge Indikationsstellung) |
| KI (rel.): | – Leberfunktionsstörungen |
| | – Einnahme nicht länger als 2 Wo., Alkohol meiden |
| WW: | – Antikoagulanzien, Thrombozytenaggregationshemmer (Wi↑) |
| | – Kontrazeptiva (Wi↓) |
| | – Möglichst keine Kombination mit bakteriostatischen AB (antagonistischer Effekt) |
| UAW | |
| Geleg.: | – Kopfschmerzen, Schwindel |
| Monit.: | – BB, Leber, Niere |

## Amoxicillin/Clavulansäure

*z.B. Augmentan 600 mg/1,2/2,2 g Trockensubstanz 10 (600 mg), 5 (1,2/2,2 g)*

Dos.: 3 × 1,2–2,2 g/d i.v.

*z.B. Augmentan Filmtbl. 875/125 mg 10/20*

Dos.: 3 × 1/d p.o.

Einnahme nicht länger als 2 Wo.

| | |
|---|---|
| KI (abs.): | – SS (strenge Indikationsstellung) |
| KI (rel.): | – Mononucleosis infectiosa, lymphatische Leukämie (Exanthem) |
| | – Leberfunktionsstörungen |
| WW: | – Antikoagulanzien, Thrombozytenaggregationshemmer, Digoxin (Wi↑) |
| | – Kontrazeptiva (Wi↓) |
| | – Möglichst keine Kombination mit bakteriostatischen AB (antagonistischer Effekt) |
| | – Allopurinol: allergische Hautreaktionen |
| | – Einfluss auf labordiagnostische Untersuchungen |

# 1. Antibiotika

**UAW**
*Geleg.:* – Passagere Leberenzymerhöhung
*Selten:* – Leuko-/Thrombozytopenie
– Kopfschmerzen, Schwindel, Krampfanfälle (Hochdosis-
therapie)
*Monit.:* – BB, Leber (bis 2 Mo. nach Therapie), Niere

## 1.2 Cephalosporine

### Ceftriaxon
*z.B. Rocephin 500 mg/1/2 g Trockensubstanz 5 (500 mg/1 g), 1/7 (2 g)*
Dos.: 1 × 1–2 g/d i.v.
KI (abs.): – SS (strenge Indikationsstellung v.a. 1. Trim.), Stillzeit
KI (rel.): – Stark eingeschränkte Nierenfunktion
WW: – Einfluss auf labordiagnostische Untersuchungen
– Kontrazeptiva (Wi↓)
**UAW**
*Häufig:* – ↑: GOT, GPT, AP
*Geleg.:* – Krea ↑, Oligurie
*Selten:* – Eosinophilie, Leukozyto-/Neutropenie
– Kopfschmerzen, Schwindel
– Präzipitationen eines Calciumsalzes von Ceftriaxon in der
Gallenblase oder den Gallengängen (reversibel, Hoch-
dosistherapie, bei Kindern sehr häufig!)
– Pankreatitis (möglicherweise durch die Obstruktion von
Gallengängen verursacht)
*Cave:* – Jarisch-Herxheimer-Reaktion bei der Behandlung von
Spirochäteninfektionen (Lues, Borreliose)
*Monit.:* – BB, Leber, Niere

# 1. Antibiotika

## 1.3 Makrolide

**Erythromycin**

*z.B. Erythrocin i.v. 0,5 g/-1,0 g Trockensubstanz 1*
Dos.: 2 × 1 g/d i.v.
*z.B. Erythromycin Wolff Filmtbl. 500 mg 10/20*
Dos.: 3–4 × 1/d p.o. mit reichlich Flüssigkeit vor dem Essen

KI (abs.): – Best. Antihistaminika (Terfenadin): Gefahr ventrikulärer Arrhythmien
– Leberfunktionsstörungen (strenge Indikationsstellung)
– Angeborene oder erworbene QT-Verlängerung, gleichzeitige Anwendung von Antiarrhythmika oder anderen Medikamenten, die zu einer Verlängerung des QT-Intervalls führen können (ventrikuläre Arrhythmien)

KI (rel.): – Stillzeit
– Leberfunktionsstörungen, mäßig bis stark eingeschränkte Nierenfunktion

WW: – Möglichst keine Kombination mit bakteriostatischen AB (antagonistischer Effekt)
– Ciclosporin (Nephrotoxizität↑)
– Antikoagulanzien (Wi↑)
– Blockierung CYP450: Theophyllin, Digoxin, Carbamazepin u.a. (Wi↑)
– Dihydroergotamin (Vasokonstriktion↑)
– Kontrazeptiva (Wi↓)

UAW

*Geleg.:* – ↑: GOT, GPT, AP, LDH, GGT
*Selten:* – Intrahepatische Cholestase, cholestatischer Ikterus
*Monit.:* – BB, Leber, Niere

# 1. Antibiotika

## 1.4 Tetracycline

**Tetracyclin-HCl**
z.B. *Tetracyclin Wolff 250/500 mg Kps. 30/50 (250 mg) 50 (500 mg)*
Dos.: 4 × 1/d p.o.

**Doxycyclin**
z.B. *Doxycyclin Stada 100/200 mg Filmtbl. 10/20*
Dos.: 100–200 mg/d p.o.

**Minocyclin**
z.B. *Minocyclin-ratiopharm 50/-100 mg Hartkapseln 50/100 (50 mg), 10/20/50 (100 mg)*
Dos.: 2 × 50–100 mg/d p.o. zu den Mahlzeiten mit reichlich Flüssigkeit (maximal 6 Mo.)

Alle Tetracycline: Keine Einnahme mit Milch/Milchprodukten (Resorption)!

| | |
|---|---|
| KI (abs.): | – Schwere Leberfunktionsstörungen (in hohen Dosen hepatotoxisch) |
| | – Niereninsuffizienz (auch leichte, Azidose↑) |
| KI (rel.): | – SS, Stillzeit, Kinder < 8 J |
| WW: | – Orale Kontrazeptiva (Wi↓) |
| | – Orale Antidiabetika (Sulfonylharnstoffe), orale Antikoagulanzien, MTX, Ciclosporin, Digoxin (Wi↑) |
| | – Wi↓: Antazida, Milch, Aktivkohle, Mg/Fe u.a. (Resorption ↓, 2–3 h versetzte Einnahme); Enzyminduktion (Abbau↑) durch z.b. Barbiturate, Carbamazepin, Phenytoin |
| | – Einfluss auf labordiagnostische Untersuchungen |
| | – Isotretinoin: Pseudotumor cerebri |
| UAW: | – Zahnschäden/-verfärbungen, gestörtes Knochenwachstum bei Kindern < 8 J |
| *Sehr häufig*: | – GIS (auch durch direkte säurebedingte Reizung der Darmwand!) |
| *Geleg.*: | – Neutropenie, hämolytische Anämie |
| | – Passagere Myopie, eingeschränktes Reaktionsvermögen |

**15**

# 1. Antibiotika

*Selten:*     – Pseudotumor cerebri
             – Fototoxizität

Monit.:     – BB, Leber, Niere

## 1.5 Gyrasehemmer/Chinolone

### Ciprofloxacin

*z.B. Ciprobay 250/-500/-750 mg Filmtbl. 14/28 (250/500 mg), 10/20 (750 mg)*
Dos.: 2 × 250–750 mg/d
*z.B. Ciprobay 100/-200/-400 mg Infusionslösung 5*
Dos.: 2 × 100–400 mg/d

### Moxifloxacin

*z.B. Avalox 400 mg Filmtbl.*
Dos.: 1 × 1/d

KI (abs.):   – SS, Stillzeit
              – Kinder < 5 J

KI (rel.):   – Kinder und Jugendliche zwischen 5 und 17 J (nur bei Infektionen bei zystischer Fibrose und Milzbrand)
              – Eingeschränkte Nierenfunktion (Dosisanpassung!)
              – Epilepsie, erniedrigte Krampfschwelle (sorgfältige Nutzen-Risiko-Abwägung wegen möglicher ZNS-Nebenwirkungen)

WW:     – MTX, Theophyllin, orale Antikoagulanzien (Wi ↑)
              – Diazepam (Wi ↓)
              – Wi ↓: Antazida, Milch, Aktivkohle, Mg/Fe u.a. (Resorption ↓, zeitversetzte Einnahme!)
              – Ciclosporin (Krea ↑)

UAW
*Häufig:*    – Leberwerte ↑
*Geleg.:*    – Leukopenie, Eosinophilie
              – Kopfschmerz, Verwirrtheit
              – Geruchs-/Geschmacksstörungen

# 1. Antibiotika

        – Amblyopie
        – Arthralgien/Myalgien
*Selten:*   – Anämie, Leukozytose, Thrombozytopenie
        – Fotosensitivität
        – Halluzinationen, Krämpfe
        – Tinnitus, Schwerhörigkeit
        – Tendinitis, v.a. bei Komedikation mit Kortikosteroiden
        – Ikterus
        – Interstitielle Nephritis, reversible Einschränkung der Nierenfunktion
        – Hyperglykämie, Kristallurie, Hämaturie
        – Reaktionsvermögen
*Monit.:*  – Keine Empfehlung laut Fachinformation

## Nur Moxifloxacin:

KI (abs.):  – Wegen Gefahr der QT-Intervallverlängerung kontraindiziert bei: Störungen des Elektrolythaushaltes (Hypokaliämie!), klinisch relevanter Bradykardie und Herzinsuffizienz, symptomatischen HRST
        – Eingeschränkte Leberfunktion, Transaminasenanstieg > 5-fach der Norm
KI (rel.):  – Prädisposition zu Arrhythmien (z.b. akute Myokardischämie)
        – G6PDH-Mangel (Hämolyse)
WW:     – Medikamente, die zur QT-Verlängerung führen können (z.b. Antiarrhythmika der Klasse IA/III, Neuroleptika, trizyklische Antidepressiva u.a.)
UAW
*Geleg.:*  – QT-Streckenverlängerung (bei Hypokaliämie häufig)
        – Tachykardie, Hypertonus, Palpitationen, Angina pectoris
        – Dyspnoe
*Selten:*  – Vasodilatation, Hypotonus

# 1. Antibiotika

## 1.6 Lincosamide

### Clindamycin

*z.B. Sobelin 75/150/300 mg Hartkps. 12 (75 mg) 12/30 (150/300 mg)*
Dos.: 3 × 300–600 mg/d
*z.B. Clindamycin-ratiopharm 300/-600/-900 mg Injektionslösung 5*
Dos.: 3 × 300–600 mg/d

| | |
|---|---|
| KI (abs.): | – Schwere Störungen des Magen-Darm-Traktes (Morbus Crohn, Colitis ulcerosa) |
| KI (rel.): | – Eingeschränkte Leberfunktion<br>– Störungen der neuromuskulären Übertragung (Morbus Parkinson, Myasthenia gravis) |
| WW: | – Erythromycin (antagonistischer Effekt)<br>– Muskelrelaxanzien (Wi ↑)<br>– Orale Kontrazeptiva (Wi ↓) |
| UAW | |
| *Geleg.:* | – Thrombozyto-/Leukopenie, Eosinophilie<br>– Neuromuskuläre Blockierungen |
| *Häufig:* | – Transaminasen ↑ |
| Monit.: | – BB, Leber, Niere (Therapie > 3 Wo.) |

## 1.7 Sulfonamide/Trimethoprim

### Sulfamethoxazol/Trimethoprim

*z.B. Cotrimstada 400/80 mg 20/50*
Dos.: 2 × 2/d
*z.B. Cotrimstada forte 800/160 mg 10/20*
Dos.: 2 × 1/d

| | |
|---|---|
| KI (abs.): | – Erythema exsudativum multiforme (auch anamnestisch)<br>– Pathologische BB-Veränderungen (Thrombozyto-/Granulozytopenie, megaloblastische Anämie)<br>– G6PDH-Mangel, Hämoglobinanomalien<br>– Nierenschädigung/-insuffizienz (Krea-Clearance < 15 ml/min) |

# 1. Antibiotika

|  |  |
|---|---|
|  | – Schwere Leberschäden, Leberfunktionsstörungen<br>– Akute Porphyrie<br>– Frühgeborene, Neugeborene mit Hyperbilirubinämie |
| KI (rel.): | – Leichtere Nieren-/Leberfunktionsstörungen<br>– SD-Funktionsstörungen<br>– Neugeborene < 5 Wo.<br>– v.a. Folsäuremangel<br>– Nieren-Tx (Komedikation mit Ciclosporin!) |
| WW: | – Wi ↓: Lokalanästhetika, Antazida<br>– Toxizität ↑: Barbiturate, Primidon, p-Aminosalicylsäure<br>– Wi ↑: Probenecid, Indometacin, Phenylbutazon, Salicylate<br>– MTX (erhöhtes Risiko für Folsäuremangelzustände), Ciclosporin (Nephrotoxizität ↑)<br>– Orale Antikoagulanzien, orale Antidiabetika, Digoxin, Barbiturate, Rifampicin (Wi ↑)<br>– Folsäure (Therapie der megaloblastären Anämie!) (Wi ↑) |
| UAW |  |
| *Geleg.:* | – Geschmacksstörungen, Glossitis, Stomatitis<br>– Gelenkschmerzen |
| *Selten:* | – Tinnitus<br>– Cholestatische Hepatose<br>– Hypo-/Hyperkaliämie |
| Cave! | – Fotosensibilisierung |
| Monit.: | – BB (Thrombozyten!), Leber, Niere, Elektrolyte (Na, K)<br>(bei Therapie > 2 Wo. oder eingeschränkter Nierenfunktion) |

## 1.8 Glykopeptidantibiotika

**Teicoplanin**
*z.B. Targocid 100/-200/-400 mg 5*
Dos.: 200–400 mg/d (1. Tag 2×/d)
Therapiedauer möglichst < 4 Mo.
KI (abs.):  – SS

KI (rel.): – Stillzeit
– Eingeschränkte Nierenfunktion, längere Behandlungs-
dauer oder Komedikation mit potenziell nephro- und oto-
toxischen Substanzen (sorgfältige Kontrollen von Gehör-,
Leber- und Nierenfunktion, BB)

WW: – Ø

UAW: – Eosinophilie, Thrombozytopenie, Leukopenie, Agranulozytose (selten)

Monit.: – BB, Leber, Niere (s.o.); ggf. Hörfunktion

## Vancomycin

*z.B. Vancomycin Enterocaps 250 mg Kps. 10/30*

Dos.: 4 × 250 mg/d

KI (abs.): – SS

KI (rel.): – Stillzeit
– Akute Anurie, Vorschädigung des Cochlearapparates (nur
bei vitaler Indikation)
– Eingeschränkte Nierenfunktion, gleichzeitige Gabe von
Aminoglykosiden u.a. oto- bzw. nephrotoxischen Sub-
stanzen (sorgfältige Überwachung, Blutspiegelkontrollen)

WW: – Narkosemittel: erhöhtes Risiko für Nebenwirkungen von
Vancomycin (Hypotonie, Hautrötungen u.a.)
– Muskelrelaxanzien (Wi ↑)
– Zeitlich getrennte Gabe von anderen AB/Chemotherapeu-
tika

UAW

*Geleg.:* – Nierenschädigung (Krea, Harnstoff ↑), meist bei hoher
Dosis, gleichzeitiger Gabe von Aminoglykosiden oder
bereits bestehender Nierenfunktionseinschränkung

*Selten:* – Vorübergehende oder bleibende Verschlechterung des
Hörvermögens, Schwindel und Tinnitus
– Neutropenie, Thrombozytopenie, Eosinophilie

Monit.: – BB, Niere; ggf. Hörfunktion

# 1. Antibiotika

*Schwangerschaft, Stillzeit, Anwendung bei Kindern*
Bei milchgängigen Antibiotika besteht immer das theoretische Risiko einer Sensibilisierung sowie Störung der Darmflora (v.a. Sprosspilzbefall, Diarrhöen) des Säuglings.

| Präparat | Schwangerschaft | Stillzeit | Kinder |
|---|---|---|---|
| Penicillin | möglich (Gr1) | möglich; geringe Milchgängigkeit | keine Altersbegrenzung |
| Flucloxacillin | möglich (Gr2) | möglich; geringe Milchgängigkeit | ab 6 Jahre; Früh-/Neugeborene, Säuglinge und Kleinkinder wegen der möglichen Auslösung eines Kernikterus nur nach strenger Nutzen-Risiko-Abschätzung |
| Amoxicillin/ Clavulansäure | möglich, aber strenge Indikationsstellung (Gr4); plazentagängig; erhöhtes Risiko von nekrotisierender Enterokolitis bei Neugeborenen nach vorzeitigem Blasensprung | möglich; geringe Milchgängigkeit | keine Altersbegrenzung |
| Ceftriaxon | während SS (v.a. erstes Trim.) nur bei strenger Indikationsstellung (Gr4); Ceftriaxon ist plazentagängig | kontraindiziert (Unbedenklichkeit nicht erwiesen); geringe Milchgängigkeit | keine Altersbegrenzung; hyperbilirubinämische Neu-/Frühgeborene: Gefahr der Bilirubinenzephalopathie |
| Erythromycin | möglich, aber strenge Indikationsstellung (Gr4); geringe Plazentagängigkeit | möglich, milchgängig; strenge Indikationsstellung; evtl. Ausbildung einer Pylorusstenose möglich | keine Altersbegrenzung |
| Tetracycline | kontraindiziert; nur bei vitaler Indikation (irreversible Zahnschäden, reversible Verzögerung des Knochenwachstums; Schwangerschaftshepatopathie) | kontraindiziert; nur bei vitaler Indikation (s. links) | Kinder < 8 J nur bei vitaler Indikation |

# 1. Antibiotika

## Fortsetzung

| Präparat | Schwangerschaft | Stillzeit | Kinder |
|---|---|---|---|
| Chinolone | kontraindiziert (Gelenk-/ Knorpelschäden); für die Anwendung von Moxifloxacin liegen keine Erkenntnisse über die Anwendung in der Schwangerschaft vor; Chinolone verursachen bei juvenilen Tieren Arthropathien, eine Relevanz dieses Befundes ist für die Embryo-Fetal-Entwicklung beim Menschen nicht geklärt. | kontraindiziert; milchgängig | keine Anwendung bei Kindern < 5 J (Gelenk-/ Knorpelschäden), Kinder von 5–17 J nur bei durch Pseudomonas aeruginosa verursachten Infektionsschüben einer zystischen Fibrose |
| Clindamycin | möglich, aber strenge Indikationsstellung (Gr4) | möglich; milchgängig | > 4 Wo. |
| Cotrimoxazol* | strenge Indikationsstellung; erhöhtes Risiko für Hyperbilirubinämie postpartal (Exposition vor der Geburt) Obwohl bisherige Erfahrungen keine Hinweise auf ein erhöhtes Fehlbildungsrisiko beim Menschen ergeben haben, könnte wegen der Wirkung auf den Folsäurestoffwechsel ein solches Risiko vorhanden sein. | geringe Milchgängigkeit; möglichst nicht bei Neugeborenen und Säuglingen mit G6PDH-Mangel | nicht bei Frühgeborenen/ Neugeborenen mit Hyperbilirubinämie |
| Teicoplanin | nicht empfohlen (Gr4); nur wenn potenzielle Risiken den Nutzen überwiegen | nicht empfohlen (La1); nur wenn potenzielle Risiken den Nutzen überwiegen | keine Altersbegrenzung |
| Vancomycin | strenge Indikationsstellung (Gr4) | strenge Indikationsstellung; milchgängig | keine Altersbegrenzung |

* Fixe Kombination der beiden Antibiotika Trimethoprim und Sulfamethoxazol.

# 2. Antihistaminika

*Allgemeines*

– Keine Kombination mit zentral dämpfenden Präparaten/Alkohol
  (Sedierung ↑)
– Eingeschränktes Reaktionsvermögen/Verkehrstüchtigkeit
  (Ausnahmen s.u.)
– Dosierung bei Kleinkindern beachten (hohe Toxizität):
  peripher vagolytische Wirkung: Mydriasis mit Sehstörungen,
  Mundtrockenheit
  Zentralnervöse Wirkung: anfängliche Reizung, dann terminale
  Lähmung des Atemzentrums, Kreislaufkollaps
– Cave SS (bei starkem Pruritus besser Diazepam)
– Absetzen vor allergologischen Hauttestungen (bes. Prick-Testung)
  nötig (2–7 d)

## Cetirizin

*z.B. Zyrtec 10 mg Filmtbl. 20/50/100*
*Zyrtec Saft (1 mg = 1 ml) 75/150 ml*
*Zyrtec Tropfen (20 Tr. = 1 ml = 10 mg) 20*

Dos.: 1 × 10 mg/d (1 Tbl., 10 ml, 20 Tr.), Kinder < 30 kg: halbe Dosis;
unabhängig von den Mahlzeiten; Maximaldosis: 2 × 10 mg/d

KI (abs.):   – SS, Stillzeit, Kinder < 1 J (Tr., Saft), Kinder < 2 J (Tbl.)
              – Schwere Niereninsuffizienz (Krea-Clearance < 10 ml/min)
              – Überempfindlichkeit gegenüber Alkyl-4-hydroxybenzoaten
               (Paragruppenallergie)

KI (rel.):  – Eingeschränkte Nierenfunktion: Dosisanpassung

WW:       – Keine relevanten Wechselwirkungen bekannt

UAW

*Selten:*  – GIS, Mundtrockenheit
           – Kopfschmerzen, Müdigkeit, Schwindel
           – Reaktionsvermögen/Verkehrstüchtigkeit: i.d.R. *nicht* ein-
            geschränkt

Monit.:  – Ø

## Clemastin

*z.B. Tavegil Tbl. (1 mg) 20/50*
*Tavegil Sirup (10 ml = 0,5 mg) 125 ml*
Dos.: 2 × 1/d bzw. 20 ml/d (>12 J; bis zu 6 Tbl./120 ml steigerbar in schweren Fällen)
2–4 J: 2 × 5 ml; 5–6 J: 2 × 10 ml; 7–12 J: 2 × ½–1 Tbl./10 ml
*Tavegil Injektionslösung (5 ml = 2 mg) 5*
Dos.: 1 Amp. langsam i.v. (Sofort-/Intensivtherapie)

KI (abs.): – SS, Stillzeit, Kinder < 1 J
– Porphyrien
– Engwinkelglaukom
– Pyloroduodenale Obstruktion
– Blasenentleerungsstörungen/Prostatahypertrophie mit Restharnbildung
– Leber-/Niereninsuffizienz (keine Erfahrung)

KI (rel.): – Kinder < 2 J (Sirup), Kinder < 6 J (Tbl.)
– Gleichzeitige Gabe von Makrolidantibiotika (z.B. Erythromycin) und Imidazol-Antimykotika (z.B. Ketoconazol)
– Manifeste kardiale Erkrankungen, Long-QT-Syndrom
– Elektrolytstörungen

WW: – Analgetika, Hypnotika, Narkotika, Psychopharmaka (Wi ↑)
– MAO-Hemmer (anticholinerge Wirkung ↑)

UAW
*Häufig:* – Sedierung, Somnolenz (bei Kindern auch Erregung)
*Geleg.:* – Mundtrockenheit, GIS
– Kopfschmerzen, Schwindel
*Selten:* – Tachykardie
Monit.: – Elektrolyte; ggf. EKG

## Desloratadin

*Aerius 5 mg Filmtbl. 20/50/100*
Dos.: 1 × 1/d unabhängig von den Mahlzeiten (≥12 J)
*Aerius 5 mg/ml Sirup 50/150 ml*
Dos.: 1 × 10 ml/d (1–5 J: 2,5 ml; 6–11 J: 5 ml)
KI (abs.): – SS, Stillzeit

24

# 2. Antihistaminika

KI (rel.): – Kinder < 1 J (Sirup), Kinder < 12 J (Tbl.)
           – Schwere Niereninsuffizienz
WW: – Ø
UAW: – Müdigkeit, Kopfschmerzen
        – Mundtrockenheit
        – Kinder: Diarrhö, Fieber, Schlaflosigkeit (in klinischen Studien)
        – i.d.R. *kein beeinträchtigtes Reaktionsvermögen/Verkehrstüchtigkeit (sehr selten)*
Monit.: – Ø

## Dimetinden

*Fenistil 1 mg Drg. 20/50/100*
Dos.: 3 × 1–2/d (>3 J: 3 × 1/d)
*Fenistil Tropfen (20 Tr. = 1 ml = 1 mg) 20/50 ml*
Dos.: 3 × 20–40 Tr./d (1–8 J: 3 × 10–15 Tr.; 9–12 J: 3 × 20 Tr.), enthalten Alkohol!
*Fenistil Injektionslösung (4 ml = 4 mg) 5*
Dos.: 1–2 ×1 Amp./d zur Sofort-/Intensivtherapie
KI (abs.): – SS, Stillzeit, Kinder < 1 J (Sirup, Tr., Injektionslösung),
              Kinder < 3 J (Drg.)
KI (rel.): – Ø
WW: – Trizyklische Antidepressiva (Glaukomanfall)
UAW
*Häufig:* – Müdigkeit
        – Mundtrockenheit, Übelkeit
*Geleg.:* – GIS
        – Schwindel, Kopfschmerzen
Monit: – Ø

# 2. Antihistaminika

## Hydroxyzin

*z.B. Atarax 25 mg Tbl. 20/50/100*

Dos.: 1½–3 Tbl./d in 2–3 Einzeldosen vor den Mahlzeiten mit etwas Flüssigkeit (6–10 J: 1–2 Tbl.)

*z.B. Atarax liquidum (10 ml = 20 mg) 200 ml*

Dos.: 37,5–75 mg/d (6–10 J: 25–50 mg/d)

KI (abs.): – SS (v.a. perinatal, Hypotonie beim Neugeborenen), Stillzeit, Kinder < 6 J
– Prostataadenom/Blasenentleerungsstörungen mit Restharnbildung
– Alkohol-/Psychopharmakaabusus
– Therapie mit MAO-Hemmern und zentral dämpfenden Medikamenten
– Engwinkelglaukom

KI (rel.): – Eingeschränkte Leberfunktion
– Phäochromozytom (Katecholamine ↑)
– Kortikaler Hirnschaden, Krampfleiden
– Prädisposition zu kardialen Arrhythmien, Behandlung mit potenziell arrhythmogenen Substanzen

WW: – Phenytoin (Wi ↓)
– Anticholinergika, MAO-Hemmer (Wi ↑) (paralytischer Ileus, Harnretention, Glaukomanfall, Hypotension, Atemfunktion ↓)
– Antihypertensiva (Schläfrigkeit ↑)
– Wi ↑: Cimetiden
– Adrenalin (Hypotension durch Adrenalinumkehr)

UAW: – Schläfrigkeit, Schwindel
– Kopfschmerzen, paradoxe Reaktionen (Erregung, Spannung, Schlaflosigkeit u.a.)
– Vegetative Begleitsymptomatik
– Leberfunktionsstörungen (cholestatischer Ikterus)
– Allergische Reaktionen, Fotosensibilität

Monit.: – BB, Leber, RR

### Levocetirizin
*Xusal Filmtbl. (5 mg) 20/50/100*
*Xusal Saft (10 ml = 5 mg) 75/150 ml*
*Xusal Tropfen/-akut Tropfen (20 Tr. = 1 ml = 5 mg) 10 ml (akut), 20 ml*
Dos.: >6 J: 5 mg/d (2–6 J: 2 × 1,25 mg)
KI (abs.):  – SS, Stillzeit
            – Schwere Niereninsuffizienz (Krea-Clearance < 10 ml/min)
KI (rel.):  – Kinder < 2 J (Saft, Tr.), Kinder < 6 J (Tbl.)
            – Eingeschränkte Nierenfunktion: Dosisanpassung
WW:         – Ø
UAW
*Häufig:*   – Mundtrockenheit
*Geleg.:*   – Bauchschmerzen
Cave:       – Kopfschmerzen, Somnolenz, Müdigkeit (häufig)
Besonderheit: i.d.R. *keine* Beeinträchtigung des Reaktionsvermögens/
Verkehrstüchtigkeit und der Alkoholverträglichkeit
Monit.:     – Ø

### Loratadin
*z.B. Lisino S Tbl. (10 mg) 7*
*Lisino Brause Brausetbl. (10 mg) 10*
Dos.: 1 × 1/d mit etwas Flüssigkeit; unabhängig von den Mahlzeiten;
erst ab 30 kg KG!
KI (abs.):  – SS, Stillzeit, Kinder < 2 J (und < 30 kg)
KI (rel.):  – Therapiedauer > 6 Mo., bei Kindern > 2 Wo.
            – Schwere Leberschädigung: Dosisanpassung (1 Tbl. alle 2 d)
WW:         – Ø
UAW:        – Kopfschmerzen, Schläfrigkeit, Appetitsteigerung
Besonderheit: i.d.R. *keine* Beeinträchtigung des Reaktionsvermögens/
Verkehrstüchtigkeit und der Alkoholverträglichkeit
Monit:      – Ø

# 2. Antihistaminika

**Mizolastin**

*z.B. Zolim 10 mg Tbl. 20/50/100*

Dos.: 1 × 1/d (ab 12 J)

KI (abs.):  – SS, Stillzeit, Kinder < 12 J
– Gleichzeitige Gabe von Makrolidantibiotika (z.b. Erythromycin) und Imidazol-Antimykotika (z.b. Ketoconazol)
– Schwere Leberfunktionsstörungen
– Klinisch manifeste Herzerkrankungen, symptomatische HRST
– QT-Verlängerung, Medikamente, die QT-Intervall verlängern (Klasse-I- und -III-Antiarrhythmika), Bradykardie, Hypokaliämie

KI (rel.):  – Ø

WW:  – Erythromycin, Ketoconazol (Plasmakonzentration von Mizolastin ↑)
– Wirkverlängerung von Mizolastin durch Hemmstoffe oder Substrate von CYP4503A4 (z.b. Cimetidin, Ciclosporin, Nifedipin)

UAW

*Geleg.:*  – Angst, Depressionen
– Leberenzyme ↑
– Arthralgien, Myalgien
– Hypotonie, HRST

*Selten:*  – BZ-/Elektrolytveränderungen
– Müdigkeit, Kopfschmerzen, Schwindel
– Mundtrockenheit, GIT, Appetitsteigerung

Monit.:  – Elektrolyte, BZ

# 2. Antihistaminika

*Schwangerschaft, Stillzeit, Anwendung bei Kindern*

| Präparat | SS | Stillzeit | Kinder |
|---|---|---|---|
| Cetirizin | strenge Indikationsstellung (Gr4) | kontraindiziert (La2); geht in die Muttermilch über | möglich bei Kindern ≥ 1 J* (Tbl. ≥ 2 J) (unzureichende Erfahrung bei Säuglingen < 1 J) |
| Dimetinden | kontraindiziert (Gr1); Injektionslösung (Gr4) | strenge Indikationsstellung (La2) | möglich bei Kindern ≥ 1 J (Drg. ≥ 3 J) |
| Hydroxyzin | strenge Indikationsstellung; kontraindiziert kurz vor und während der Geburt (Gr4) | kontraindiziert; Wirkstoff geht in Muttermilch über, Stillen ist für Dauer der Behandlung zu unterbrechen | möglich bei Kindern ≥ 6 J |
| Loratadin | kontraindiziert (Gr4) | kontraindiziert (La2); milchgängig | möglich bei Kindern ≥ 2 J (wenn > 30 kg) |
| Mizolastin | kontraindiziert im 1. Trim.; strenge Indikationsstellung (Gr4) | kontraindiziert (La2) | möglich bei Kindern ≥ 12 J |
| Clemastin | strenge Indikationsstellung (Gr1) | strenge Indikationsstellung; milchgängig (La2) | möglich bei Kindern ≥ 1 J |
| Desloratadin | strenge Indikationsstellung (Gr4) | strenge Indikationsstellung (La2); milchgängig | möglich bei Kindern ≥ 1 J (<1 J strenge Indikationsstellung) |
| Levocetirizin | kontraindiziert (Gr4) | kontraindiziert (La2) | möglich bei Kindern ≥ 2 J |

* In Studien (ETAC, Early Treatment of the Atopic Child) Gabe bei Säuglingen > 1 Jahr problemlos

# 3. Antimykotika

*Allgemeines*

– In der Dermatologie hauptsächlich Therapie von Haut-/Nagel-
  mykosen – viele der schwerwiegenderen UAW betreffen höhere
  Dosierungen oder traten bei multimorbiden/immunsupprimierten
  Patienten auf!
– Da nach heutiger Einschätzung die Standardtherapie mit systemi-
  schen Antimykotika als sicher gilt, werden in den entsprechenden
  Leitlinien Laborkontrollen vor und während der Therapie nicht mehr
  empfohlen!

## 3.1 Imidazole und Derivate

**Itraconazol**

*z.B. Sempera Kps. (100 mg) 15/30*

Dos.: 1 × 100–200 mg/d p.o. direkt nach einer Mahlzeit mit wenig
Flüssigkeit

KI (abs.): – SS (fragl. teratogen)
           – Kinder und Jugendliche < 18 J (begrenzte Erfahrung)
           – Gleichzeitige Anwendung von: Substraten, die das QT-
           Intervall verlängern können (z.B. Cisaprid, Terfinadin u.a.);
           Lovastatin, Simvastatin; Midazolm, Triazolam; Mutter-
           kornalkaloide; Chinidin
           – Dekompensierte Herzinsuffizienz (auch anamnestisch!)

KI (rel.): – Stillzeit
          – Risikofaktoren für dekompensierte Herzinsuffizienz
          (Kosten-Nutzen-Abwägung)
          – Gleichzeitige Anwendung von Ca-Kanalblockern
          (negative Inotropie ↑)
          – Vorbestehende Lebererkrankungen (Kosten-Nutzen-
          Abwägung)
          – Eingeschränkte Nierenfunktion (wenig Erfahrung)
          – Bei Leber-/Niereninsuffizienz Dosisanpassung!
          – Zuverlässige *Kontrazeption* bis 4 Wo. nach Therapieende
          nötig!

WW: – Hauptmetabolismus über CYP450 3A4 – *viele Wechsel-
        wirkungen*!

- Starke Enzyminduktoren (Bioverfügbarkeit ↓): z.B. Rifampicin, Phenytoin, Carbamazepin, Isoniazid
- Starke Enzyminhibitoren (Bioverfügbarkeit ↑): z.b. Clarithromycin, Erythromycin, Indinavir
- Erniedrigte Azidität des Magens (medikamentös, alimentär): Resorption ↓
- Immunosuppression: Bioverfügbarkeit ↓
- Orale Antikoagulanzien, Verapamil, Ciclosporin, Digoxin (Wi ↑)

UAW:     – GIS

Monit.:    – Nur bei entsprechender Anamnese: Leber

## Fluconazol

*z.B. Diflucan Derm 50 mg Kps. 14/28/42*

Dos.: 1 × 50 mg/d p.o. vor oder mit einer Mahlzeit

*z.B. Diflucan Derm Saft 150 ml*

Dos.: 1 × 50 mg/d = 10 ml/d

KI (abs.): – SS, Stillzeit, Kinder < 1 J
- Gleichzeitige Gabe von Cisaprid (HRST)
- Gleichzeitige Gabe von Terfenadin oder Fluconazol (nur bei Dosis > 400 mg/d)

KI (rel.): – Kinder < 16 J
- Schwere Leberfunktionsstörungen
- Pat. mit potenziell proarrhythmischen Erkrankungen, z.b. Kardiomyopathie, Sinusbradykardie u.a. (Verlängerung des QT-Intervalls) oder Begleitmedikamente, die das QT-Intervall verlängern können
- Hypokaliämie/-kalziämie/-magnesiämie – vor Therapiebeginn korrigieren
- Niereninsuffizienz: Dosisreduktion

WW: – Orale Antikoagulanzien, orale Antidiabetika (Wi ↑)
- Tacrolimus (Nephrotoxizität ↑)
- Midazolam, Rifabutin, Phenytoin, Isoniazid, Theophyllin (Wi ↑)
- Wi ↓: Rifampicin
- Eventuell Ciclosporin (Plasmaspiegelkontrollen bei gleichzeitiger Gabe)

# 3. Antimykotika

UAW:
- GIS
- Hautausschläge, Haarausfall
- ↑: AP, Bilirubin, GPT, GOT
- BB-Veränderungen (Leuko-/Thrombozytopenie)
- Nierenwerte ↑
- Kopfschmerzen, Schwindel, Krämpfe, periphere Neuropathie
- HRST (selten)

Monit.:
- Nur bei entsprechender Anamnese: BB, Leber, Niere

## 3.2 Allylamine

**Terbinafin**
*z.B. Lamisil 250 mg Tbl. 14/28/42*
Dos.: 1 × 250 mg/d p.o. morgens oder abends unabhängig von der Mahlzeit (3–6 Mo.)

KI (abs.):
- SS, Stillzeit, Kinder
- Lebererkrankungen (chronisch oder akut)
- Nagelmykosen infolge primär bakterieller Infektionen

KI (rel.):
- Alkoholabhängigkeit (keine Erfahrung)
- Niereninsuffizienz: Dosisanpassung

WW:
- Wi ↓: Rifampicin
- Wi ↑: Cimetidin
- Ciclosporin (Wi ↓)
- Trizyklische Antidepressiva, SSRI, MAO-Inhibitoren, β-Blocker, Antiarrhythmika (Klasse IC) (Wi ↑)

UAW

*Sehr häufig:*
- GIS
- Myalgien, Arthralgien
- Exantheme, Urtikaria

*Häufig:*
- Kopfschmerzen

*Geleg.:*
- Geschmacksstörungen

*Selten:*
- Leberfunktionsstörungen (primär cholestatischer Natur)

Monit.:
- Nur bei entsprechender Anamnese: Leber
- Diff.-BB bei Immunosuppression oder Therapie > 6 Wo.

# 3. Antimykotika

## 3.3 Antimykotisch wirksame Antibiotika

### Griseofulvin

z.B. Likuden M 500 mg Filmtbl. 28/50/100

Dos.: 1–2 × 1 Tbl./d zu den Mahlzeiten

Allg.: Zuverlässige Kontrazeption bei Frauen bis 4 Wo. nach Therapieende nötig (Cave: Wirkung oraler Kontrazeptiva ↓!), bei Männern bis 6 Mo. nach Therapieende!

| | |
|---|---|
| KI (abs.): | – SS, Stillzeit, Neugeborene<br>– Stoffwechselstörungen der Leber (akute hepatische Porphyrien)/schwere Leberfunktionsstörungen<br>– SLE |
| KI (rel.): | – Ø |
| WW: | – Wi ↓: Barbiturate<br>– Orale Antikoagulanzien, orale Kontrazeptiva (Wi ↓)<br>– Alkohol (Wi ↑) |
| UAW | |
| Geleg.: | – Kopfschmerzen, Schlaflosigkeit<br>– GIS<br>– Hautreaktionen, angioneurotisches Ödem |
| Selten: | – Fotosensibilisierung<br>– Lupus erythematodes |
| Cave: | – Frische Bläschenschübe bei dyshidrosiformen Epidermophytosen (Therapie fortsetzen!)<br>– Reaktionsvermögen ↓ |
| Monit.: | – Nur bei entsprechender Anamnese: BB, Leber, Niere |

# 3. Antimykotika

*Schwangerschaft, Stillzeit, Anwendung bei Kindern*

| Präparat | SS | Stillzeit | Kinder[a] |
|---|---|---|---|
| Itraconazol | kontraindiziert (Gr6); nur bei vitaler Indikation und Systemmykosen; Gefahr von Missbildungen; Kontrazeption bis 4 Wo. nach Behandlungsende | nur sehr geringe Milchgängigkeit; strenge Indikationsstellung (La2) | nicht für Kinder zugelassen; strenge Indikationsstellung; nicht bei Nagelmykosen Dos.: 5 mg/kg 1 ×/d |
| Fluconazol | kontraindiziert (Gr6); nur bei vitaler Indikation; Gefahr von Missbildungen; Kontrazeption bis 7 Tage nach Behandlungsende | kontraindiziert (La2); gleiche Konzentration in Muttermilch und Plasma | nicht < 1 J, bei Kindern < 16 J nur wenn keine therapeutische Alternative zur Verfügung steht Dos.: 6 mg/kg 1 ×/d |
| Terbinafin | strenge Indikationsstellung (Gr4) | kontraindiziert (La2); geht in die Muttermilch über | nicht für Kinder zugelassen Dos.:<20 kg KG: 62,5 mg/d 21–40 kg KG: 125 mg/d >40 kg KG: 250 mg/d |
| Griseofulvin | kontraindiziert (Gr7, Gr8); auch bei *Männern* mit Kinderwunsch kontraindiziert bis 6 Mo. nach Behandlung! | kontraindiziert (La1) | nicht bei Neugeborenen; bei Säuglingen und Kindern < 2 J nur in begründeten Ausnahmefällen Dos.: 20 mg/kg 1 ×/d |

[a]Dosierungsempfehlungen für die Therapie der kindlichen Tinea capitis nach: Seebacher et al., J Dtsch Dermatol Ges 2006;4:1085–1091.

In Österreich gibt es bestehende Zulassungen für die Therapie im Kindesalter!

# 4. Biologika

*Allgemeines*

– Therapieeinleitung mit Biologika nur von hierin erfahrenen Ärzten, sorgfältige Therapieüberwachung!
– Ausführliche Aufklärung des Patienten über Therapie, Eigenverantwortung (Anzeichen von Infektionen etc., frühzeitiger Arztbesuch bei möglichen Symptomen)
– Vor Therapiebeginn: Tuberkulose-Screening (Anamnese, Rö-Thorax, Hauttest; ggf. Quantiferon-Test) – latente Tuberkulose muss prophylaktisch therapiert werden!
– Sorgfältiger Ausschluss von Infektionen/Abszessen (atypische klinische Manifestation bei TNFα-Blockade!)

## 4.1 TNFα-Antagonisten

### Adalimumab
*Humira 40 mg Injektionslösung (Fertigspritze) 2/6*
Dos.: Erstdosis 80 mg, dann 40 mg alle 2 Wo.

### Infliximab
*Remicade 100 mg Pulver 2/3*
Dos.: 5 mg/kg KG Wo. 0, 2, 6, danach alle 8 Wo.

### Etanercept
*Enbrel 25/50 mg, 8/24 (25 mg), 4/12 (50 mg)*
*Enbrel 25/50 mg Injektionslösung (Fertigspritze) 4/8/24 (25 mg), 4/12 (50 mg)*
Dos.: 25 oder 50 mg 2 × wöchentlich s.c.

KI (abs.):  – SS, Stillzeit
  – Tuberkulose, andere schwere Infektionen (Sepsis, Abszesse, opportunistische Infektionen)
  – Herzinsuffizienz (NYHA-Klasse III/IV) (gilt nicht für Etanercept)
KI (rel.):  – Kinder (Etanercept nur unterhalb von 4 J)
  – Geriatrische Pat., Leber-/Nierenerkrankungen (gilt nicht für Etanercept)

# 4. Biologika

- Chronische/rezidivierende Infektionen, immunsuppressive Medikamente (sorgfältige Nutzen-Risiko-Abwägung)
- Chronische Hepatitis B (Reaktivierung möglich, sorgfältige Überwachung)
- Keine Lebendimpfungen während Therapie
- Demyelinisierende Erkrankungen
- Maligne Erkrankungen außer Basaliom (auch anamnestisch)
- Herzinsuffizienz, NYHA-Klasse I/II (sorgfältige Überwachung)

WW:
- Anakinra, Abatacept (keine Kombinationstherapie, evtl. erhöhtes Infektionsrisiko)
- Keine weiteren Arzneimittelinteraktionen bekannt!

UAW

*Sehr häufig:*
- Injektionsstellenreaktionen (Adalimumab, Etanercept)

*Häufig:*
- Infusionsreaktionen (Infliximab), ggf. Prämedikation mit Antihistaminikum, Kortikoiden, Paracetamol
- Transaminasenanstieg (bei Etanercept seltene UAW)
- GIS
- Hautausschläge

*Geleg. :*
- Anaphylaktische Reaktionen

*Selten:*
- Infektionen, parasitäre Erkrankungen (v.a. auch Reaktivierung von Tuberkulose, opportunistische Infektionen)
- Bildung von Autoantikörpern (Anti-dsDNS-AK u.a., ggf. Begleitmedikation mit MTX o.a. Immunmodulatoren)
- Autoimmunphänomene (Lupus-ähnliches Syndrom)
- Optikusneuritis, Krampfanfälle, demyelinisierende Erkrankungen, Neuropathien
- Eventuell erhöhtes Risiko für Lymphome u.a. maligne Erkrankungen
- Verschlechterung/Neuauftreten einer Herzinsuffizienz
- Panzytopenie
- Interstitielle Pneumonitis/Fibrose
- Hepatitis, Pankreatitis
- Vaskulitis, primär der Haut

Monit.:    – Diff.-BB und Leber nach 1 Mo., später alle 2 Mo.; bei Infli-
                ximab vor jeder Infusion
              – Infliximab: Überwachung mindestens 1 h nach Infusion

## 4.2 LFA-1-Antikörper

**Efalizumab**

*Raptiva 100 mg/ml Injektionslösung 4*

Dos.: Erstdosis 0,7 mg/kg KG, dann 1,0 mg/kg KG 1 × wöchentlich
        s.c.

KI (abs.):   – SS, Stillzeit, Kinder
              – Maligne Erkrankungen (auch anamnestisch)
              – Aktive Tuberkulose, schwere Infektionen
              – Immunschwäche
              – Spezielle Psoriasisformen (P. guttata, erythrodermica,
                pustulosa)

KI (rel.):   – Rezidivierende Infektionen
              – Eingeschränkte Leber-/Nierenfunktion (keine Erfahrung)
              – Keine Lebendimpfstoffe während Behandlung
              – Keine Kombination mit anderen Immunsuppressiva (keine
                Erfahrung)

WW:         – Bisher keine Wechselwirkungen bekannt

UAW

*Sehr        – Grippeähnliche Symptome*
*häufig:*    – Asymptomatische Leuko-/Lymphozytose

*Häufig:*    – Überempfindlichkeitsreaktionen
              – Exazerbation der Psoriasis, Rebound nach Absetzen
              – Arthralgien
              – ↑: AP, GPT

*Geleg.:*    – Injektionsstellenreaktionen
              – Thrombozytopenie
              – Urtikaria

Monit.:     – BB (Thrombozyten!) – erste 6 Mo. 1 ×/Mo., später alle
                3 Mo.
              – Leber (vor Therapie und nach 3 Mo.)

# 4. Biologika

## 4.3 Anti-CD20-Antikörper

### Rituximab

*MabThera 100 mg/-500 mg Trockensubstanz 2 (100 mg, 1 (500 mg)*

Dos.: 375 mg/m$^2$ KOF 4 × in wöchentlichem Abstand

KI (abs.): – Aktive, schwere Infektionen
 – Schwere Herzinsuffizienz (NYHA IV) oder schwere, unkontrollierte Herzerkrankungen

KI (rel.): – Hohe Tumorlast, hohe Zahl zirkulierender maligner Zellen (≥ 25 × 10$^9$/l); höheres Risiko für «Cytokine-release»-Syndrom
 – Vorbestehende Lungeninsuffizienz/pulmonale Tumorinfiltration
 – Vorbestehende Herzerkrankungen/kardiotoxische Chemotherapie
 – Rezidivierende/chronische Infektionen
 – Granulozyto-/Thrombozytopenie
 – Hepatitis-B-Infektion (auch anamnestisch, u.U. Reaktivierung)

WW: – Kaum Erfahrung, bisher nicht bekannt

UAW: – Immer Prämedikation mit Antipyretikum und Antihistaminikum (z.B. Paracetamol und Diphenhydramin), ggf. auch Glukokortikoide!
 – «Cytokine-release»-Syndrom (Bronchospasmus, Hypoxie, Fieber, Schüttelfrost, Urtikaria, Angioödeme)
 – Tumorlysesyndrom (Hyperurikämie/-kaliämie, Hypokalzämie, Hyperphosphatämie, akutes Nierenversagen, LDH ↑, akutes Atemversagen)
 – Infusionsreaktionen (geleg.), Überempfindlichkeits-/anaphylaktische Reaktionen (u.U. durch Bildung von HACA verstärkt)
 – Infektionen
 – GIS
 – Thrombozyto-/Neutropenie (selten)
 – (Tachy-)Arrhythmien, Hypo-/Hypertonie

Cave: – In Einzelfällen progressive multifokale Leukenzephalopathie mit Todesfolge beschrieben (bei Pat. mit Vaskulitis und SLE!)

38

# 4. Biologika

Monit.:   – BB (Thrombozyten!)
         – Mindestens 1–2 h Überwachung nach Infusion («Cytokine-release»-Syndrom, Tumorlyse)
         – Rö-Thorax (Anzeichen für Tumorlyse)

*Schwangerschaft, Stillzeit, Anwendung bei Kindern*

| Präparat | SS | Stillzeit | Kinder |
|---|---|---|---|
| Infliximab | kontraindiziert (Gr4); adäquate Kontra-zeption bis min-destens 6 Mo. nach der letzten Remicade-Behandlung | kontraindiziert (La1); wegen der Ausschei-dung von Immunglo-bulinen über die Muttermilch sollten Frauen mindestens 6 Mo. lang nach der Remicade-Behandlung nicht stillen | zugelassen zur Thera-pie des juvenilen Morbus Crohn ab 6 J; sonst nur Erwachsene ≥ 18 J (keine Erfahrung bei Kindern) |
| Etanercept | kontraindiziert (Gr4) | kontraindiziert (La1); Abstillen erforderlich | möglich bei Kindern und Jugendlichen (≥ 4 J bis < 18 J) |
| Adalimumab | kontraindiziert (Gr4); adäquate Kontra-zeption bis min-destens 5 Mo. nach der letzten Gabe von Humira fortführen | kontraindiziert (La1); da humane Immun-globuline in die Muttermilch über-gehen, dürfen Frauen nach der letzten Gabe von Humira mindestens 5 Mo. lang nicht stillen | nicht empfohlen (keine Erfahrung) |
| Efalizumab | kontraindiziert (Gr5) | strenge Indikations-stellung (La1) | nicht empfohlen (keine Daten zu Wirksamkeit und Sicherheit); nur Erwachsene ≥ 18 J |
| Rituximab | strenge Indikations-stellung (Gr5); plazenta-gängig; B-Zell-Depletion beim Feten möglich; adäquate Kontrazepti-on bis mindestens 12 Mo. nach der letz-ten Gabe von Rituxi-mab fortführen | strenge Indikations-stellung (La1) | nicht empfohlen (keine Daten zu Wirksamkeit und Sicherheit) ); nur Erwachsene ≥ 18 J |

# 5. Immunsuppressiva und immunmodulierende Substanzen

*Allgemeines (gilt für alle folgenden Präparate außer Fumaderm®, IVIG und Interferon-α)*

– Erhöhtes Risiko für Lymphome und andere maligne Erkrankungen (bes. Karzinome der Haut, Sarkome oder Zervixkarzinome, bei Cyclophosphamid auch Harnwegskarzinome) – Zusammenhang mit Grunderkrankung sowie Intensität und Dauer der Immunosuppression, weniger abhängig von verwendetem Medikament
  → konsequenter UV-Schutz, regelmäßige Vorsorgeuntersuchungen
– Angegebene UAW treten im Allgemeinen häufiger bei Transplantationspatienten auf (i.d.R. höhere Dosierung)

## Azathioprin

*z.B. Imurek 25/50 mg Filmtbl. 100*

Dos.: 1–3 mg/kg/d nach den Mahlzeiten mit viel Flüssigkeit (Wirkungseintritt nach 6–12 Wo.)

KI (abs.): – SS, Stillzeit (Kontrazeption bis 6 Mo. nach Therapie auch für Männer!)
– Impfung mit Lebendimpfstoffen (insbesondere BCG, Pocken, Gelbfieber)

KI (rel.): – Schwere Infektionen
– Schwere Leber-/KM-Insuffizienz (mindestens wöchentliche Kontrollen des BB)
– Pankreatitis
– Dosisreduktion bei: älteren Pat., Nieren-/Leberinsuffizienz
– TPMT-Mangel → rasch einsetzende Myelosuppression (Verstärkung durch TPMT-Inhibitoren wie Olsalazin, Mesalazin oder Sulfasalazin möglich)
– Komedikation mit Muskelrelaxanzien
– Varicella-Zoster-Infektion (Therapie unterbrechen)

WW: – Xanthinoxidasehemmer (Allopurinol, Oxipurinol oder Thiopurinol): Hemmung des Abbaus von Azathioprin
→ KM-Toxizität ↑ (Dosisreduktion auf 25%)
– Nicht depolarisierende Muskelrelaxanzien (Curare, Tubocurarin, Pancuronium), orale Antikoagulanzien (Wi ↓)
– Polarisierende Muskelrelaxanzien (Succinylcholin), Aminosalicylsäurederivate (Olsalazin, Mesalazin, Sulfasalazin) (Wi ↑)

- Myelotoxizität ↑: myelosuppressive Substanzen (Penicillamin, Zytostatika), Trimethoprim/Sulfamethoxazol, Cimetidin, Indometacin, Captopril
- Lebendimpfstoffe: Infektionsgefahr; bei Impfungen aus abgetöteten Erregern oder Toxikoiden ist eine verminderte Immunantwort wahrscheinlich (Titerbestimmung)

UAW

*Sehr häufig:*
- Leukopenie

*Häufig:*
- Thrombozytopenie
- Übelkeit, Erbrechen

*Geleg.:*
- Anämie
- Virale/mykologische/bakterielle Infektionen (bei Transplantatempfängern sehr häufig!)
- Überempfindlichkeitsreaktionen: GIS, Exantheme, Myalgien/Arthralgien, Hypotonie, Vaskulitis
- Nieren-/Leberfunktionsstörungen, Cholestase, Pankreatitis

*Selten:*
- Agranulozytose, Panzytopenie, aplastische Anämie
- Effluvium

Cave:
- *Sehr selten:* interstitielle Pneumonitis

Monit.:
- Vor Therapie Ausschluss TPMT-Mangel (Enzymaktivität oder Genotypisierung)
- BB: 1.–8. Therapiewoche: wöchentlich; danach monatlich
- Niere, Leber, Urinstatus: 1. Mo.: 1 x/Wo.; 2. Mo.: alle 2 Wo; dann 1 x/Mo.)

## Ciclosporin

*z.B. Immunosporin 25/50/100 mg Kps. 30/60/90*

*z.B. Sandimmun Optoral 10/25/50/100 mg Kps. 50/100 (10 mg nur 100)*

Dos.: ≤ 5 mg/kg/d (darüber steigendes Risiko irreversibler Nierenschäden)

KI (abs.):
- SS, Stillzeit
- Niereninsuffizienz
- Unkontrollierter Hypertonus
- Unkontrollierte Infektionskrankheiten

– Tumorerkrankungen (auch anamnestisch)
– Schwerwiegende Lebererkrankungen
– Gleichzeitige Anwendung von PUVA, selektiver ultravioletter Fototherapie, Retinoiden (frühestens 4 Wo. nach Therapie) oder immunsupprimierender Therapie (außer Kortikosteroide); MTX-Langzeittherapie
– Erythrodermische und pustulöse Psoriasis (in Einzelfällen mit gutem Erfolg angewendet!)
– Lebendimpfstoffe

KI (rel.):  – Hyperurikämie
– Entgleister Hypertonus (Dosisreduktion oder Beendigung der Therapie)
– Präkanzeröse/kanzeröse Veränderungen (insbesondere der Haut) → Therapieende, regelmäßige Vorsorge
– Komedikation mit NSAR (Nierenfunktion!)
– Ausschluss/Abheilung viraler Infektionen vor Therapie
– Ältere Pat. (Dosisanpassung)
– Enthält Äthanol! (>12 Vol.-%)

Cave:  – Lebererkrankungen, C2-Abusus, Epileptiker

WW:  – Everolimus/Sirolimus, Diclofenac, Digoxin, Colchicin, Prednisolon, einige HMG-CoA-Reduktasehemmer (Statine) (Wi ↑)
– Ciclosporinspiegel ↑: *Grapefruitsaft!* Azol-Antimykotika, Makrolid-AB, Doxycyclin, orale Kontrazeptiva, Propafenon, Methylprednisolon (hohe Dosen), Metoclopramid, Danazol, Allopurinol, Amiodaron, Cholsäure und -derivate, Protease-Inhibitoren (z.B. Saquinavir), Calcium-Antagonisten, Imatinib
– Ciclosporinspiegel ↓: Barbiturate, Carbamazepin, Phenytoin, Metamizol, Rifampicin, Nafcillin, Octreotid, Orlistat, Probucol, Ticlopidin, Terbinafin, Sulfinpyrazon, Sulfadimidin/Trimethoprim (nur i.v.), Johanniskraut-haltige AM (CYP450!)
– Zerebrale Krampfanfälle ↑: Methylprednisolon, Prednison und Prednisolon
– Nephrotoxizität ↑: Aminoglykoside, Amphotericin B, Ciprofloxacin, Melphalan, Trimethoprim, Vancomycin, nicht steroidale Antiphlogistika, $H_2$-Rezeptor-Antagonisten, bei organtransplantierten Pat. auch Bezafibrat/Fenofibrat
– Nifedipin (bei Gingivahyperplasie vermeiden!)

- Keine kaliumreiche Ernährung, kaliumsparende AM (z.B. kaliumsparende Diuretika, ACE-Hemmer, Angiotensin-II-Rezeptor-Antagonisten) und kaliumhaltige AM vermeiden (ggf. Kaliumblutspiegel regelmäßig kontrollieren)
- Keine Kombination mit anderen Calcineurin-Inhibitoren (z.b. Tacrolimus) → Nephrotoxizität ↑, anderen Immunsuppressiva: Infektionsanfälligkeit ↑, Lymphome ↑
- HMG-CoA-Reduktasehemmer: Myopathien (z.b. Muskelschmerzen, Muskelschwäche, Myositis und Rhabdomyolyse)
- N-Methyl-thiotetrazol-Cephalosporine (Disulfiram-ähnliche Effekte)

UAW

*Häufig:*
- Nierenfunktionsstörungen (Krea, Harnstoff ↑), unter LZ-Therapie auch interstitielle Fibrose
- Hypertonus
- Gingivahyperplasie, Hypertrichose
- GIS
- Tremor, Müdigkeit, Kopfschmerzen, Parästhesien
- Lipide ↑

*Geleg.:*
- Akne, Exantheme
- ↑: Harnsäure, BZ, K; Mg ↓
- Anämie

*Selten:*
- Pruritus
- Gynäkomastie
- Motorische Polyneuropathie, Enzephalopathie
- KHK
- Pankreatitis
- Myalgien, Muskelkrämpfe
- Leuko-/Thrombozytopenie
- Leberfunktionsstörungen (Bilirubin, GOT, GPT ↑)
- Erhöhte Infektionsgefahr

*Monit.:*
- RR
- BB, Krea, Harnstoff, Harnsäure, Leber, Bilirubin, AP, Kalium, Urinstatus; ggf. Mg (bei z.B. Muskelkrämpfen)
- 1. Mo.: alle 2 Wo., dann 1 ×/Mo.
- Krea-Clearance und Ciclosporin-Spiegelbestimmung routinemäßig nicht erforderlich!

### Cyclophosphamid

*z.B. Endoxan 50 mg Drg. 50/100*

Dos.: 50–200 mg/d

KI (abs.): – SS, Stillzeit (Kontrazeption bis 6 Mo. nach Therapieende!), Männer mit Kinderwunsch (ggf. Sperma-Kryokonservierung)
– Blasenentleerungsstörungen, akute hämorrhagische Zystitis
– Akute Infektionen
– Schwere Myelodepression
– Lebendimpfungen

KI (rel.): – Dosisreduktion: schwere Leber- und Niereninsuffizienz, Komedikation mit anderen myelosuppressiven AM
– Diabetes mellitus
– Alkoholgenuss, Grapefruitsaft
– Akute Porphyrie
– Bekannte Hepatitis (nach Therapieende Reaktivierung möglich)

WW: – Sulfonylharnstoffe, Muskelrelaxanzien (Wi ↑)
– Digoxin (Wi ↓)
– Wi ↑: Phenobarbital, Phenytoin, Benzodiazepine, Chloralhydrat, Dexamethason, Chloramphenicol
– Myelosuppression ↑: Allopurinol, Hydrochlorothiazid
– Myelotoxizität ↑: myelosuppressive AM
– Kardiotoxizität ↑: Anthracycline, Pentostatin

UAW

*Häufig:* – Leuko-/Thrombozytopenie (sekundäre Infektionen, Blutungsrisiko!)
– GIS, Effluvium
– Hämorrhagische Zystitis, Mikro-/Makrohämaturie; Prophylaxe mit Uromitexan (Mesna®): je 20% der Cyclophosphamiddosis nach 0, 4 und 8 h; bei Autoimmunerkrankungen nur nach sorgfältiger Risiko-Nutzen-Abwägung (häufiger Überempfindlichkeitsreaktionen)

*Geleg.:* – Nierenfunktionsstörungen

*Selten:* – ↑: GOT, GPT, GGT, AP, Bilirubin
– Pneumonitis, interstitielle Pneumonie

- Störungen der Spermatogenese/Ovulation (z.T. irreversibel)
- Verminderte Impfantwort
- Cave: sekundäre zytostatikainduzierte Kardiomyopathie
  insbesondere nach hoher Dosis (120–240 mg/KG) oder
  vorheriger Bestrahlungsbehandlung der Herzregion
  möglich

Monit.: – Vor Therapiebeginn Ausschluss möglicher Harnabfluss-
behinderungen, Infekte sanieren (Mund-SH!), Elektrolyt-
haushalt korrigieren
- BB (anfangs alle 5–7 d, bei Leukozyten < 3000/∝l alle 2 d,
  bei Dauerbehandlung alle 2 Wo.)
- Leber, Niere, Elektrolyte, Urinstatus (Erythrozyturie)
- Kontrollintervalle individuell nach Laborwerten

**Fumarsäureester**

*Fumaderm initial magensaftresistente Tbl. (30 mg) 40*

*Fumaderm magensaftresistente Tbl. (120 mg) 70/100/200*

Dos.: bis 3 × 2 Tbl. Fumaderm/d (wöchentlich steigern) zu den Mahlzeiten mit Milchprodukten; Dosierungsschema für Fumaderm initial/
Fumaderm beachten!

KI (abs.): – SS, Stillzeit, Kinder < 18 J
- Schwere Magen-Darm-Erkrankungen (Ulcus ventriculi und
  Ulcus duodeni)
- Schwere Leber-/Nierenerkrankungen

KI (rel.): – Leichte Formen der Psoriasis vulgaris (<10% BSA), Psoriasis pustulosa

WW: – MTX, Retinoide, Psoralen, Ciclosporin, Immunsuppressiva,
Zytostatika, nephrotoxische AM (Nephrotoxizität ↑)

UAW

*Sehr häufig:* – Flush
- Diarrhö (besser: Einnahme mit Milchprodukten)
- Leichte Lympho-/Leukopenie

*Häufig:* – Völlegefühl, Oberbauchkrämpfe, Blähungen
- Lymphopenie, Eosinophilie

*Geleg.:* – Übelkeit

45

- Müdigkeit, Benommenheit, Kopfschmerzen
- Proteinurie, Krea ↑
- ↑: GOT, GPT, GGT

*Selten:* – Allergische Hautreaktionen

*Monit.:* – Diff.-BB, Krea, Transaminasen, GGT, Urinstatus: 6 Mo.: 1 ×/Mo., dann alle 2 Mo.
- Dosisreduktion: Krea > 30% des Ausgangswertes, Proteinurie, Leukozyten < 3000/∝l, Lymphozyten < 500/∝l, Eosinophile > 25%
- Bei Persistenz der pathologischen Laborwerte: Abbruch

## Intravenöse Immunglobuline (IVIG)

*z.B. Sandoglobulin Trockensubstanz 1/3/6/10 g 1*

Dos.: 0,5–2,0 g/kg KG über 2–5 d

KI (abs.): – IgA-Mangel (vor Therapie ausschliessen)

KI (rel.): – Herzinsuffizienz, Kardiomyopathie

WW: – Lebendimpfstoffe (Masern, Mumps, Röteln, Varizellen) – Inaktivierung bis zu 3 Mo. nach Anwendung möglich
- Keine gleichzeitige Gabe von Schleifendiuretika
- Beeinflussung bestimmter serologischer Funktionstests (z.b. Coombs-Test)

UAW

*Geleg.:* – Schüttelfrost, Kopfschmerzen, Fieber
- Übelkeit, Erbrechen
- Hypertonus, allergische Reaktionen
- Arthralgien, Myalgien

*Selten:* – Anaphylaktische Reaktionen bei IgA-Defizienz

*Monit.:* – Adäquate Hydratation vor Beginn der Infusion
- Krea, Überwachung der Urinausscheidung

## Interferon-$\alpha$

*z.B. Roferon-A Fertigspritze mit Injektionslösung 3/4,5/6/9/18 Mio I.E 6/30 (3/4,5/6/9 Mio I.E.), 1/6 (18 Mio. I.E.)*

*z.B. Intron A 18/-30/-60 Mio. I.E. Injektionslösung, Mehrfachdosierungs-Pen 2/8*

| | |
|---|---|
| Dos.: | – Induktionstherapie: 20 Mio. I.E./m$^2$/d i.v. für 5 d über 4 Wo. |
| | – Erhaltungstherapie: 10 Mio. I.E./m$^2$ 3 ×/Wo. s.c. |
| KI (abs.): | – SS, Stillzeit (Kontrazeption bis 4 Mo. nach Therapie), Kinder |
| | – Schwere Herz-, Leber-, Lungen- oder Nierenerkrankungen |
| | – Schwere Myelosuppression |
| | – Epilepsie, schwere psychische Erkrankungen |
| | – Autoimmunerkrankungen, Immunsuppression |
| | – Therapieresistente Schilddrüsenerkrankungen |
| | – Depressionen |
| KI (rel.): | – COPD |
| | – Diabetes mellitus mit Neigung zu Ketoazidose |
| | – Gerinnungsstörungen, Thrombophlebitis, Lungenembolie |
| | – Psoriasis vulgaris (Exazerbation) |
| | – Immunsuppression nach Tx (ggf. Wirkabschwächung durch immunstimulierende Wirkung des IFN!) |
| WW: | – Sedativa, Theophyllin, Aminophyllin (Wi ↑) |
| | – Andere potente myelosuppressive AM (Toxizität ↑) |
| UAW | |
| *Sehr häufig:* | – Fieber, grippeartige Symptome, Myalgien/Arthralgien (Paracetamol bis 4 × 1 g/d) |
| | – Appetitlosigkeit, GIS |
| | – Kopfschmerzen, Schwindel |
| | – Husten, Dyspnoe |
| | – Alopezie, Pruritus, Xerosis cutis, Exantheme |
| | – Virusinfektionen |
| *Häufig:* | – Bronchitis, Rhinitis, Sinusitis |
| | – Leuko-/Thrombozytopenie, Anämie |
| | – Lymphadenopathie |
| | – Hyper-/Hypothyreose |
| | – Hyperurikämie, Hypokalzämie |

- Nervosität, Schlafstörungen
- Mundtrockenheit, Durst
- Parästhesien, Tremor
- Geschmacksveränderungen, Sehstörungen, Tinnitus
- Palpitationen, Tachykardie, Hypertonus
- Menstruationsstörungen

*Geleg.:* - Depressionen, Gefühlsschwankungen, Konzentrationsstörungen
- Proteinurie

*Selten:* - Netzhautblutungen, Retinopathie, Optikusneuritis
- Kardiomyopathie
- Pneumonie
- Hepatitis, Leberfunktionsstörungen
- Herpes simplex
- Agranulozytose
- Autoimmunerkrankungen (SD-Erkrankungen, SLE, RA, Vaskulitis), anaphylaktische Reaktionen
- ↑: AP, LDH, Krea, Harnstoff, GOT, GPT, BZ
- Eingeschränktes Reaktionsvermögen

*Monit.:* - Bestimmung von Autoantikörpern und TSH vor Therapiebeginn (Prädisposition für Autoimmunerkrankungen?)
- Induktionsphase: 1 x/Wo., Erhaltungsphase: 1 x /Mo.: BB, Leber, Niere, LDH, Elektrolyte, Eiweiß
- Leukozyten < 500/∝l, GOT/GPT > 5 x NW: Therapiepause, bei Normalisierung Therapie mit halber Dosis wieder aufnehmen
- Leukozyten < 250/∝l, GOT/GPT > 10 x NW: absetzen
- Bei respiratorischen Symptomen: Rö-Thorax
- Bei ophthalmologischen Symptomen: augenärztliche Untersuchung (bei Pat. mit Hypertonus oder Diabetes auch vor Therapieeinleitung)

## Leflunomid

*Arava 10/20/100 mg Filmtbl. 30/100 (10/20 mg) 3 (100 mg)*

*Dos.:* - Induktionsphase: 100 mg/d über 3 d
- Erhaltungsphase: 10–20 mg/d (Wirkungseintritt nach 4–6 Wo.) unzerkaut mit ausreichend Flüssigkeit

KI (abs.): – SS, Stillzeit, Männer mit Kinderwunsch, Kinder < 18 J
– Schwere Immundefekte oder Infektionen
– KM-Insuffizienz, ausgeprägte Anämie, Leuko-/Neutro-/
Thrombozytopenie (nicht durch RA oder Psoriasis-Arthritis
verursacht)
– Schwere Infektionen
– Niereninsuffizienz (mittlere bis schwere), Leberinsuffizienz
– Schwere Hypoproteinämie, z.b. bei nephrotischem
Syndrom (Plasmaspiegel ↑)

KI (rel.): – Komedikation oder kurz zurückliegende Therapie mit
hepato- oder hämatotoxischen DMARDs (z.b. MTX)
→ Erhöhtes Risiko schwerwiegender UAW
– Alkohol
– Lebendimpfstoffe

WW: – Lange HWZ des aktiven Metaboliten von Leflunomid
beachten (1–4 Wo.!)
– Dosisanpassung: Phenytoin, Warfarin, Tolbutamid
– Plasmaspiegel ↓: Colestyramin/Aktivkohlepulver
– NSAR und/oder Kortikosteroide *dürfen* während der The-
rapie mit Leflunomid eingenommen werden!

UAW
*Häufig:* – Hypertonus
– GIS, aphthöse Stomatitis, Gewichtsverlust
– Leberwerte ↑ (v.a. Transaminasen)
– Leukopenie
– Kopfschmerzen, Schwindel, Parästhesie, Asthenie
– Effluvium, Ekzeme/Exantheme, Xerosis cutis, Pruritus
– Sehnenscheidenentzündung
– Leichte allergische Reaktionen

*Geleg.:* – Anämie, Thrombozytopenie
– Hypokaliämie/-phosphatämie, Hyperlipidämie
– Geschmacksveränderungen
– Sehnenruptur

*Selten:* – Hepatitis, Cholestase
– Schwere Infektionen (inkl. Sepsis)
– Eosinophilie, schwere Leukopenie, Panzytopenie
– Interstitielle Pneumonitis

       – Beeinträchtigung der Spermienkonzentration/-beweglichkeit möglich

Monit.: – Leber (GPT!), Diff.-BB, RR (vor Therapie; erste 6 Mo.: alle 2 Wo.; später: alle 8 Wo.)
       – GPT > 2–3-fach der Norm: Dosisreduktion (10 mg), wöchentliche Kontrollen
       – Therapie beenden bei: Panzytopenie, persistierender Erhöhung der GPT (> 2–3-fach der Norm), ulzerierender Stomatitis
       – Auswaschmaßnahmen: 8 g Cholestyramin 3 × täglich oder 50 g Aktivkohle 4 × täglich über 11 d

## Methotrexat

*z.B. Lantarel 2,5/7,5/10 mg Tbl. 10/30*

*z.B. Lantarel FS 7,5/10/20/25 mg Injektionslösung in Fertigspritzen*

Dos.: 1 × wöchentlich 2,5–30 mg MTX s.c., i.v., oral, (i.m.); individuelle Erhaltungsdosis

KI (abs.): – SS, Stillzeit (Kontrazeption bis 6 Mo. nach Therapie auch für Männer!)
       – Schwere Nieren-/Leberinsuffizienz (Dosisanpassung)
       – Hämatologische Erkrankungen
       – Schwere Infektionen, Immundefizienz
       – Magen-Darm-Ulzera

KI (rel.): – Kinder
       – Einschränkung der Lungenfunktion
       – Aszites, Pleuraerguss (Plasmaeliminations-HWZ ↑, Toxizität ↑)
       – Insulinpflichtiger Diabetes mellitus (Cave: Leberzirrhose ohne Transaminasenanstieg!)
       – Inaktive, chronische Infektion (z.B. Herpes zoster, Tuberkulose, Hepatitis B oder C)
       – Erbrechen, Diarrhö, Stomatitis (→ Dehydratation: Verstärkung der Toxizität möglich)
       – Alkoholabusus, hepatotoxische Medikamente
       – Folsäuremangel
       – Lebendimpfungen
       – Gleichzeitige UV-Bestrahlung

WW: – Toxizität ↑: Phenytoin, Barbiturate, Tranquilizer, orale Kontrazeptiva, Tetracycline, Penicilline, Probenecid, NSAR, Folsäuremangel/KM-Insuffizienz, Sulfonamide, Trimethoprim-Sulfamethoxazol
– Folinsäurehaltige AM, Tetracycline, Chloramphenicol (Wi ↓)
– Theophyllin, Mercaptopurine (Wi ↑)

UAW

*Sehr häufig:* – GIS
– ↑: GOT, GPT, AP, Bilirubin
– Entzündungen/Ulzerationen der Mund-/Rachenschleimhaut

*Häufig:* – Exantheme, Erytheme, Juckreiz
– Kopfschmerzen, Müdigkeit, Benommenheit
– Interstitielle Alveolitis/Pneumonitis
– Leukozytopenie, Thrombozytopenie, Anämie

*Geleg.:* – Fotosensibilität, Urtikaria, Hyperpigmentierung, Haarausfall
– Arthralgie, Myalgie, Osteoporose
– Schwindel, Verwirrtheit, Depression
– Ulzerationen des Magen-Darm-Traktes
– Steatosis hepatis, Leberfibrose/-zirrhose
– Diabetische Stoffwechsellage
– Lungenfibrose
– Panzytopenie, Agranulozytose
– Entzündungen und Ulzerationen im Bereich von Harnblase, Dysurie
– Allergische Reaktionen (inkl. anaphylaktischer Schock)

*Selten:* – Megaloblastäre Anämie
– Oligospermie, Menstruationsstörungen
– Akute Hepatitis
– Thromboembolische Ereignisse
– Pigmentierung der Nägel, Akne, Petechien
– Sehstörungen
– Hypotonie, Atemstillstand

Monit.: – Vor Therapie: Diff.-BB, Leber (GPT, GOT, AP, Bilirubin), Serumalbumin, Niere (ggf. mit Krea-Clearance), Hepatitis-Serologie (B, C); ggf. Tuberkulose-Ausschluss, Thoraxröntgen, Sonografie-Abdomen

- Diff.-BB, Niere (Krea, Harnstoff, Urinstatus), Leber:
  1. Mo.: 1 × /Wo., bis 3. Mo.: alle 2 Wo., ab 4. Mo.: alle
  2–3 Mo.
- Sonografie-Abdomen (alle 6 Mo.)
- Gegebenenfalls Kontrolle bezüglich möglicher Leber-
  fibrose mittels Bestimmung von aminoterminalem
  Propeptid vom Typ-III-Prokollagen im Serum
- *Folsäure-Prophylaxe* (z.B. Folsan 5 mg Tbl. einmalig am
  Tag nach der MTX-Gabe)

**Mycophenolatmofetil**
*CellCept 250 mg Kps.* 100/300
*CellCept 500 mg Tbl.* 50/150
Dos.: 2 × 1 g/d auf nüchternen Magen

**Mycophenolat-Natrium**
*Myfortic 180/-360 mg magensaftresistente Filmtbl.* 50/100/250
Dos.: 2 × 720 mg/d
KI (abs.): – SS, Stillzeit (Kontrazeption bis 6 Wo. nach Therapie)
KI (rel.): – Kinder < 2 J; Myfortic: < 18 J (Erfahrung nur bei Nieren-Tx)
- Schwere Magen-Darm-Erkrankungen
- Komedikation mit Azathioprin (keine Erfahrung)
- Lebendimpfstoffe
- Maligne Tumoren, auch anamnestisch (außer Basaliom)
WW: – Aciclovir/Valaciclovir (Wi ↑)
- Medikamente mit Metabolisierung über enterohepatischen
  Kreislauf
- Wi ↓ :Mg- und Al-haltige Antazida, Colestyramin
UAW
*Sehr* – Leuko-/Thrombozytopenie, Anämie
*häufig:* – GIS
- Infektneigung
*Häufig:* – Bronchitis, Pneumonie, GI-Infekte
- ↑: Leberenzyme, Krea, Harnstoff, Harnsäure, BZ, Lipide,
  Hyperurikämie; Hypo-/Hyperkaliämie
- Schlaflosigkeit, Depression, Erregung

- Panzytopenie
- Kopfschmerzen, Tremor
- Tachykardie, Hyper-/Hypotonie
- Pleuraerguss, Dyspnoe, Husten
- Hepatitis, Cholestase
- Exanthem, Akne, Alopezie
- Arthralgien
- Niereninsuffizienz, Ödeme
- GI-Ulzera, Blutungen, Perforationen

Monit.:  – Diff.-BB (1. Mo.: 1 ×/Wo.; bis 3. Mo.: 2-wöchentlich; dann 1 ×/Mo.)

*Schwangerschaft, Stillzeit, Anwendung bei Kindern*

| Präparat | SS | Stillzeit | Kinder |
|---|---|---|---|
| Azathioprin | kontraindiziert (Gr6); zuverlässige Kontrazeption (kein IUP!) während der Behandlung (Frauen), bei Männern während der Behandlung und 6 Mo. danach (auch beim Partner) | kontraindiziert (La2); milchgängig, wenn nötig abstillen! | möglich (außer bei MS oder JIA – keine Erfahrung) |
| Ciclosporin | strenge Indikationsstellung (Gr6) | kontraindiziert (La4) | nicht empfohlen bei Kindern mit Psoriasis, RA und atopischer Dermatitis (keine Erfahrung)[a] |
| Cyclophosphamid | kontraindiziert; sichere Kontrazeption während Therapie und 6 Mo. danach; 1. Trim.: absolut kontraindiziert – bei vitaler Indikation ggf. Schwangerschaftsunterbrechung; 2. + 3. Trim.: Risikoaufklärung bei Kinderwunsch, bei nicht aufschiebbarer Indikation möglich; Männer: vor Therapie ggf. Spermakonservierung | kontraindiziert; milchgängig | bei dermatologischen Indikationen strengste Indikationsstellung |

[a]Große Erfahrung bei der Therapie von Kindern nach Transplantation.

## Fortsetzung

| Präparat | SS | Stillzeit | Kinder |
|---|---|---|---|
| Fumarsäure-ester | kontraindiziert (Gr4) | kontraindiziert (La1) | kontraindiziert bei Kindern < 18 J |
| Intravenöse Immunglobu-line | sorgfältige Indikationsstellung (keine Erfahrung, kein Hinweis auf Schädigung) | möglich (Über-tragung schüt-zender AK mög-lich!); milch-gängig | keine Angaben |
| Interferon | strenge Indikationsstellung (Gr4) | strenge Indi-kationsstellung (La1) | nicht bei Früh-/Neu-geborenen, Säug-lingen, Kleinkindern |
| Leflunomid | kontraindiziert (Gr7, Gr8); sichere Kontrazeption (auch für Männer!) während Therapie und anschließend bis der Plas-maspiegel des aktiven Meta-boliten unter 0,02 mg/l liegt (bis zu 2 J)! | kontraindiziert (La4) | kontraindiziert bei Kindern < 18 J |
| Methotrexat | kontraindiziert; sichere Kontra-zeption bis 3 Mo. nach Thera-pie (6 Mo. für Männer!); 1. Trim.: teratogene Wirkungen (kraniofaziale, kardiovaskuläre und Extremitäten-Fehlbildun-gen) – bei vitaler Indikation ggf. Schwangerschaftsunter-brechung; Männer: vor Therapie Beratung über Spermakonservierung | kontraindiziert; milchgängig | möglich ab 3 J |
| Mycopheno-lat-mofetil/ Mycopheno-lat-Natrium | strenge Indikationsstellung (Gr6); Therapie erst nach Aus-schluss einer Schwangerschaft; sichere Kontrazeption bis 6 Wo. nach Therapie; Missbildungen bes. der Ohren bei Kindern von Patientinnen, die während der SS behandelt wurden | kontraindiziert (La1) | kontraindiziert für Kinder < 2 J; Mycophenolat-Natrium für Kinder < 18 J |

# 6. Kortikoide

Je nach dermatologischer Indikation müssen entsprechende Dosierungsempfehlungen für die einzelnen Substanzen berücksichtigt werden.

**Betamethason**

*z.B. Celestamine N 0,5 liquidum Lösung (1 ml = 0,5 mg) 30 ml*

*z.B. Celestamine N 0,5 mg Tbl. 20/50*

Dos.: – Anfangsdosis 1,5–4 mg/d
    – Erhaltungsdosis 0,25–1 mg/d

**Dexamethason**

*z.B. Fortecortin 0,5/2/4/8 Tbl. 20/50/100*

Dos.: Anfangsdosis 8–40 mg/d

**Methylprednisolon**

*z.B. Urbason 4/8/16/40 mg Tbl. 10/20/100 (4 mg), 10/30/100 (8/16/40 mg)*

Kreuzbruchrille: 4, 16, 40 mg, Bruchrille: 8 mg

Dos.: – Anfangsdosis 80–160 mg/d und mehr
    – Erhaltungsdosis 4–16 mg/d

**Prednisolon**

*z.B. Solu-Decortin H 10/25/50/100/250/500/1000 mg Ampullen (Pulver und Lösungsmittel) 3 (10/25 mg), 1/3 (50/100/250 mg), 1 (500/1000 mg)*

Dos.: Notfalltherapie i.d.R. 100–500 mg (-1000 mg) i.v.

**Triamcinolonacetonid**

*z.B. Volon A 10/A 10-5 ml Kristallsuspension (1 ml = 10 mg) 1 (1/5 ml)*

Dos.: Intrafokal, subläsional: 0,5–1 ml

*Allgemeine Richtlinien*

KI (abs.):  – Herpes-simplex-Keratitis
    – Poliomyelitis
    – HBsAG-positive chronisch-aktive Hepatitis

– Schwer einstellbarer Hypertonus oder Diabetes mellitus
– Parasitosen, Systemmykosen
– Magen-Darm-Ulzera
– Schwere Osteoporose
– Herpes simplex/Herpes zoster (virämische Phase), Varizellen
– 8 Wo. vor bis 2 Wo. nach Schutzimpfungen (Lebendimpfstoffe)
– Psychosen
– Eng-/Weitwinkelglaukom

KI (rel.):
– Kinder, ältere Pat.
– Tuberkulose in der Anamnese (Reaktivierung! Tuberkulostatika!)
– Schwere Infektionen (nur in Kombination mit kausaler Therapie)
– Schwere Colitis ulcerosa, Divertikulitis (strenge Überwachung)
– Myasthenia gravis (initial Symptomverschlechterung möglich)
– Diabetes mellitus, Hypertonus, Herzinsuffizienz (sorgfältige Überwachung)
– Hornhautulzerationen/-verletzungen

WW:
– Ciclosporin, Herzglykoside (durch Kaliummangel), Muskelrelaxanzien (Wi ↑)
– Orale Antidiabetika, Antikoagulanzien (Wi ↑)
– Schleifendiuretika, Laxanzien (Kaliummangel ↑)
– Wi ↓: Enzyminduktoren für CYP450 (z.B. Rifampicin, Phenytoin, Barbiturate, Primidon), Antazida
– Wi ↑: Ketoconazol, Itraconazol, orale Kontrazeptiva
– NSAR, Salicylate (GI-Blutungsgefahr ↑)
– ACE-Hemmer (BB-Veränderungen ↑)
– Chloroquin, Hydroxychloroquin, Mefloquin (Kardio-/Myopathien ↑)
– Atropin, Anticholinergika (Augeninnendruck ↑)

Monit.:
– BZT, Elektrolyte (Kalium!), RR
– Augenärztliche Untersuchungen alle 3 Mo.
– Weitere Diagnostik je nach weiteren Grunderkrankungen

# 6. Kortikoide

*Unerwünschte Arzneimittelwirkungen*

Haut:
- Striae distensae
- Petechien, Ekchymosen
- Steroidakne
- Verzögerte Wundheilung
- Exanthem, Rosazea-artige Dermatitis, Teleangiektasien, Hypertrichose

Muskel/Skelett:
- Muskelschwäche
- Myalgien/Arthralgien (v.a. bei zu schneller Dosisreduktion)
- Osteoporose
- Aseptische Knochennekrosen (Femur-/Humeruskopf)
- Sehnenruptur

Augen:
- Glaukom, Katarakt

ZNS:
- Depressionen, Gereiztheit
- Euphorie
- Krampfanfälle, Pseudotumor cerebri

GIT:
- GIS (inkl. Blutungen), Ulcus ventriculi
- Pankreatitis

Elektrolyte/Stoffwechsel:
- Cushing-Syndrom (Stammfettsucht, Vollmondgesicht, Plethora)
- Verminderte Glukosetoleranz, Diabetes mellitus
- Natriumretention mit Ödembildung, vermehrte Kaliumausscheidung
- Inaktivität bzw. Atrophie der NNR
- Wachstumsverzögerung bei Kindern
- Störungen der Sexualhormonsekretion (z.b. Amenorrhö, Hirsutismus, Impotenz)
- Lipidstoffwechselstörungen, Gewicht ↑
- Katabole Stoffwechsellage (Eiweißabbau ↑, dadurch Harnstoff ↑)

Kreislauf:
- Hypertonus
- Pulmonale Stauung bei Herzinsuffizienz
- Leuko-/Thrombozytose
- Lymphopenie, Eosinopenie, Polyglobulie

Gefäße:
- Thrombose-/Arterioskleroserisiko ↑
- Vaskulitis (Entzugssyndrom nach LZ-Therapie)

# 6. Kortikoide

Immunsystem:
- Immunosuppression, erhöhtes Infektionsrisiko
- *i.v. Anwendung zusätzlich*: allergische Reaktionen bis zum Schock (sehr selten)

*Hinweise bei Dauermedikation*
- Möglichst Dosierung unterhalb der Cushing-Schwelle, Kombinationstherapie erwägen
- Adjuvanter Magenschutz (Antazidum, H1-Blocker, Protonenpumpenhemmer), v.a. bei Kotherapie mit NSAR
- Osteoporoseprophylaxe nach Knochendichtemessung (bei geplanter Gabe von >7,5 mg Prednisolonäquivalent über 4 Wo.): 1 g Ca/800 I.E. Vitamin D/d (z.B. Calcimagon D3), bei manifester Osteoporose oder geplanter hoch dosierter LZ-Therapie Bisphosphonate 1 × wöchentlich (z.b. Actonel 30 mg)
- Euphorisierende Wirkung, bei Dosisreduktion Depression
- Iatrogene Nebenniereninsuffizienz nach 5 d, totale Suppression nach 3–4-wöchiger Gabe von 20–30 mg Prednisolonäquivalent

*Gefahr beim Absetzen*
- Kortikoidentzugssyndrom
- Exazerbation/Rezidiv der Grunderkrankungen
- Akute NNR-Insuffizienz (v.a. in Stresssituationen, bei Infektionen, Unfällen etc.)

*Einnahmemodalitäten, Absetzen der Therapie (Beispiel: Urbason)*
- Mit ausreichend Flüssigkeit zu oder direkt nach dem Frühstück (6–8 Uhr)

*Therapie über wenige Tage*
- Sofortiges Absetzen möglich

*Mittelfristige Therapie (<1 Mo.)*
- >12 mg Urbason: täglich um 4 mg reduzieren
- 12 mg Urbason: alle 2–3 d um 2 mg oder alle 4–6 d um 4 mg reduzieren

*Langzeittherapie*
- Alle 2–3 d um 2 mg reduzieren
- 1 Wo. 1 mg/d oder alle 2 d 2 mg, dann absetzen

*Kinder*
- Strenge Indikationsstellung (Wachstumshemmung), regelmäßige Kontrolle des Längenwachstums

*Schwangerschaft*
- Strenge Indikationsstellung (v.a. 1. Trim.)
- Risiko für orale Spaltbildung/intrauterine Wachstumsstörungen ↑
- Gefahr der fetalen NNR-Insuffizienz (3. Trim.)

*Stillzeit*
- Milchgängig; bei erforderlicher LZ-Therapie Abstillen empfohlen

*Vergleich gängiger Kortikoide*

|  | Relative antientzündliche Wirkung | Relative mineralokortikoide Wirkung | Cushing-Schwellen-dosis (mg/d) | HWZ (h) |
|---|---|---|---|---|
| Hydrokortison | 1 | 1 | 30 | 8–12 |
| Betamethason | 30 | <0,1 | 1 | 36–72 |
| Dexamethason | 30 | <0,1 | 1,5 | 36–72 |
| Methylprednisolon | 5 | <0,5 | 6 | 12–36 |
| Prednisolon | 6 | <1 | 7,5 | 12–36 |
| Triamcinolonacetonid | 5 | <0,1 | 6 | 12–36 |

# 7. Retinoide

*Allgemeines*

- Schriftliche Aufklärung, Therapiebegleitheft aushändigen
- Sichere Kontrazeption vor, während und nach Therapie (s.u.)
- Individuelle Dosierung, möglichst niedrige Erhaltungsdosen, alternierende Einnahme
- Erhaltungsdosis nach klinischer Besserung anstreben (meist 0,5 mg/kg/d – um 0,1 mg/kg/d jeden Mo. ↓), Niedrigdosistherapie 0,1 mg/kg/d oder 10–20 mg/d
- Begleitende Pflegetherapie, Kontaktlinsen werden nicht toleriert!
- Keine Blutspende bis 1 Jahr (Isotretinoin 1 Mo.) nach Therapie
- Alkoholabstinenz bis 2 Mo. nach Therapieende, fett- und kohlenhydratarme Diät

**Acitretin**

*z.B. Neotigason 10/25 mg Hartkapseln 50/100*

Dos.: individuelle Dosisanpassung: initial i.d.R. 30–75 mg/d, später bis maximal 30 mg/d in 1–2 ED zu den Hauptmahlzeiten (z.b. mit Milch)

KI (abs.): – SS, Stillzeit
– Leber-/Niereninsuffizienz
– Diabetes mellitus
– Adipositas permagna/Hypertriglyceridämie
– Komedikation mit Vitamin A/anderen Retinoiden, MTX, Tetracyclinen (Hirndruck ↑)

KI (rel.): – Frauen im gebärfähigen Alter (sichere Kontrazeption bis 2 Jahre nach Therapie!), Kinder
– Bekannte Fettstoffwechselstörungen, Übergewicht, Alkoholmissbrauch, Risiko für Herz-Kreislauf-Erkrankungen (engmaschige Kontrollen)

WW: – Alkohol (Etretinatbildung!)
– Phenytoin (Wi ↑)
– Vitamin A/andere Retinoide (Hypervitaminose A)
– Tetracycline (Hirndruck ↑)
– MTX (Hepatitisrisiko ↑)
– Minipille (Wi ↓)

UAW

*Häufig:* – ↑:TG/Gesamtcholesterin, LDH, GOT, GPT, GGT, AP, Harnsäure

|          |                                                                      |
|----------|----------------------------------------------------------------------|
|          | – Konjunktivitis, Sehstörungen                                       |
|          | – Durst, Frieren                                                     |
| *Selten:* | – Erhöhte Lichtempfindlichkeit                                      |
|          | – Keratitis                                                          |
|          | – GIS, Hepatitis, Ikterus                                            |
|          | – Pseudotumor cerebri                                                |
| *Geleg.:* | – Myalgien/Arthralgien, Knochenschmerzen                            |

- – Kopfschmerzen, verändertes Geschmacksempfinden
- – Hitzegefühl
- – ↑: Harnstoff, Krea, Gesamtbilirubin
- – Xerosis, Cheilitis sicca (nach Tagen), Epistaxis
- – Desquamation, Pruritus
- – Diffuses Effluvium (nach Wochen, reversibel)
- – Nachtsehen ↓ (eingeschränktes Reaktionsvermögen)
- – Vulvovaginitiden (Candida albicans)
- – LZ-Therapie: Hyperostosen, Osteoporose, Weichteilverkalkungen

**Monit.:**
- – SS-Test (alle 4 Wo.)
- – BB, Leber (GOT, GPT, AP), Fette (Gesamtcholesterin, TG), Niere, Urinstatus (vor Therapie, nach 1 Mo., dann alle 3 Mo.)
- – Leber, Fette ↑: Lipidelektrophorese; Kontrolle nach 2 Wo., ggf. Dosisreduktion/Lipidsenker oder Therapieende
- – Bei Diabetes engmaschige BZ-Kontrollen
- – LZ-Therapie: Röntgen der Wirbelsäule, langen Röhrenknochen, Hand- und Fußgelenke (vor Therapie, anschließend jährlich)
- – Kinder: Wachstumsparameter, Knochenentwicklung

## Isotretinoin

*z.B. Aknenormin 10/20 mg Kps. 30/50/60/100*

Dos.: individuelle Dosisanpassung: i.d.R. 0,5–1 mg/kg/d (kumulative Gesamtdosis nicht > 120–150 mg/kg), Niedrigdosistherapie mit 10–20 mg/d

KI (abs.):
- – SS, Stillzeit
- – Allergie gegen Erdnüsse/Sojabohnen
- – Leberinsuffizienz
- – Hypervitaminose A
- – Komedikation mit Tetracyclinen

KI (rel.): – Frauen im gebärfähigen Alter (sichere Kontrazeption bis 1 Mo. nach Therapie!), Kinder < 12 J
– Depression (auch anamnestisch)
– Intensive Sonnen-/UV-Exposition
– Diabetes, Übergewicht, Alkoholmissbrauch, Fettstoffwechselstörungen (evtl. häufigere Untersuchungen der Serumlipid- und/oder BZ-Werte nötig)
– Niereninsuffizienz: Dosisanpassung zu Beginn
– Aggressive Dermabrasion, kutane Laserbehandlung, Wachsepilation
– Topische keratolytische/schälende Aknetherapeutika

WW: – Vitamin A/andere Retinoide (Hypervitaminose A)
– Tetracycline (Hirndruck ↑)

UAW

*Sehr häufig:* – Xerosis, Cheilitis sicca (nach Tagen), Desquamation, Pruritus
– Konjunktivitis
– Myalgien/Arthralgien
– Transaminasen/TG ↑
– Anämie, Thrombozytopenie/-zytose, BSG ↑

*Häufig:* – Epistaxis
– Sehstörungen, Kopfschmerzen
– Cholesterin/BZ ↑
– Hämaturie, Proteinurie
– Neutropenie

*Selten:* – Keratitis
– Alopezie
– Allergische Hautreaktionen, anaphylaktische Reaktionen
– Depressionen, Angstgefühle, Stimmungsschwankungen
– Nachtsehen ↓ (eingeschränktes Reaktionsvermögen)
– LZ-Therapie: Hyperostosen, Osteoporose, Weichteilverkalkungen (sehr selten)

Monit.: – SS-Test (alle 4 Wo. und 5 Wo. nach Ende der Therapie)
– BB, Leber, Fette, Niere, Urinstatus (vor Therapie, nach 1 Mo., dann alle 3 Mo.)
– Bei Diabetes engmaschige BZ-Kontrollen

# 7. Retinoide

*Schwangerschaft, Stillzeit, Anwendung bei Kindern*

| Präparat | SS | Stillzeit | Kinder |
|---|---|---|---|
| Acitretin | *kontraindiziert (absolut)!* stark teratogen beim Menschen; vor, während und bis 2 Jahre nach der Behandlung Schwangerschaft ausschließen | *kontraindiziert (absolut)!* milchgängig; abhängig von der Dosis, Art der Anwendung und Dauer der Medikation kann eine ernsthafte Schädigung des Säuglings eintreten | bei strenger Indikationsstellung möglich |
| Isotretinoin | *kontraindiziert!* teratogen beim Menschen, großes Risiko äußerst ernsthafter und schwerwiegender Missbildungen für den Fötus; zuverlässige Kontrazeption 1 Mo. vor, während und mindestens 1 Mo. nach der Behandlung! Sollte eine Schwangerschaft eintreten, muss die Behandlung abgebrochen werden und die Patientin zur Abklärung und Beratung oder an einen Arzt mit Erfahrung in Teratologie überwiesen werden! | *kontraindiziert!* milchgängig; abhängig von der Dosis, Art der Anwendung und Dauer der Medikation kann eine ernsthafte Schädigung des Säuglings eintreten | für Kinder < 12 J nicht empfohlen |

# 8. Virustatika

## Aciclovir

*z.B. Zovirax 200/-400/-800 mg Filmtbl. 25/100 (200 mg) 35
(400/800 mg)*

*z.B. Zovirax Suspension (5 ml = 200 mg) 62,5/125 ml*

Dos.: – 4–5 × 200 mg/d p.o. (alle 4–6 h); 5 × 800 mg/d p.o. alle 4 h

*z.B. Zovirax Trockensubstanz (250/500 mg) 5*

Dos.: 3 × 5–10 mg/kg/d i.v. (alle 8 h)

KI (abs.): – SS, Stillzeit

KI (rel.): – Eingeschränkte Nierenfunktion, Anurie (Dosisanpassung)
– Begleitmedikation mit nephrotoxischen Medikamenten (Ciclosporin!)

WW: – Keine klinisch signifikanten Wechselwirkungen bekannt

UAW

*Geleg.:* – GIS
– Exantheme, anaphylaktische Reaktionen
– Diffuser Haarausfall

*Selten:* – ↑:Bilirubin, Leberenzyme, Krea, Harnstoff
– Schwindel, Verwirrtheit, Krampfanfälle (i.d.R. bei einge-schränkter Nierenfunktion/zu hoher Dosierung)
– Kopfschmerzen, Abgeschlagenheit
– Fotosensibilitätsreaktionen

Monit.: – BB, Leber, Niere, Urinstatus

## Brivudin

*z.B. Zostex 125 mg Tbl. 7*

Dos.: 1 × 1/d p.o.

KI (abs.): – SS, Stillzeit
– Pat. unter Chemotherapie, insbesondere mit 5-FU (ein-schließlich topische Anwendung, z.b. Efudix), mit 5-FU-Prodrugs (z.b. Capecitabin, Floxuridin, Tegafur), Kombina-tionspräparaten mit diesen Wirkstoffen oder anderen 5-Fluoropyrimidinen
– Immunsuppression
– Schwere systemische Mykosen unter Flucytosin-Therapie
– Kinder (keine Erfahrung)

# 8. Virustatika

KI (rel.):     Proliferative Lebererkrankungen (z.b. Hepatitis)
– Bereits voll ausgeprägte Zoster-Hauterscheinungen
– 5-FU und andere 5-Fluoropyrimidine (Capecitabin, Floxuridin, Tegafur, Flucytosin): Akkumulation und verstärkte Toxizität
WW:     – s. KI (abs.)
*Häufig:*     – Übelkeit
*Geleg.:*     – Granulozytopenie, Eosinophilie, Anämie, Lymphozytose, Monozytose
– Kopfschmerzen, Schwindel, Somnolenz
– GIS
– Fettleber, Leberenzyme ↑, Hepatitis
– Pruritus, Exantheme
Monit.:     – BB, Leber
– Mindestens 4-wöchiger Abstand und Bestimmung der DPD-Enzymaktivität nach der Behandlung mit Zostex vor Beginn einer Therapie mit 5-Fluoropyrimidin-haltigen AM!

## Famciclovir

*z.B. Famvir Zoster 250 mg Filmtbl. 21*
Dos.:     – 3 × 1/d p.o. unabhängig von den Mahlzeiten
– 3 × 2/d bei Zoster ophthalmicus oder Immunsuppression
*z.B. Famvir 125/-250 mg Filmtbl. 10 (125 mg) 15 (250 mg)*
Dos.:     – Primärer Herpes genitalis: 3 × 250 mg/d p.o.
– Herpes genitalis rezidivans: 2 × 125 mg/d p.o.
– Immunsuppression: 2 × 500 mg/d
KI (abs.):     – SS, Stillzeit
– Pat. < 18 J und > 50 J, immunsupprimierte Pat. < 25 J (begrenzte Erfahrung)
KI (rel.):     – Niereninsuffizienz (Dosisreduktion)
WW:     – Keine klinisch relevanten Wechselwirkungen bekannt
UAW
*Geleg.:*     – Kopfschmerzen, Übelkeit
*Selten:*     – Schwindelgefühl, Halluzinationen, Somnolenz (bes. ältere Pat.) – u.U. eingeschränktes Reaktionsvermögen
– Exantheme
Monit:     – Ø

# 8. Virustatika

## Valaciclovir

*z.B. Valtrex Filmtbl. 500 mg 42*
Dos.: 3 × 2/d p.o. alle 8 h
*z.B. Valtrex S Filmtbl. 500 mg 10*
Dos.: 2 × 1/d p.o. alle 12 h *(bei Herpes genitalis)*
KI (abs.):  – SS, Stillzeit, Kinder
KI (rel.):  – Pat. < 18 J, immunsupprimierte Pat.
  – Niereninsuffizienz (Dosisreduktion), eingeschränkte Leber-
  funktion
WW:  – Ø
UAW
*Häufig:*  – Kopfschmerzen, Übelkeit
*Geleg.:*  – GIS
  – Verwirrtheit, Halluzinationen, Schwindel
*Selten:*  – Entfremdungserlebnisse, Psychosen, Krampfanfälle
  – Dyspnoe
  – Leuko-/Thrombozytopenie, Anämie
  – Anaphylaktische Reaktionen, Quincke-Ödem
  – Abgeschlagenheit, Müdigkeit, Koma
  – ↑: Leberwerte, Bilirubin, Harnstoff, Krea
Monit.:  – BB, Leber, Niere

*Schwangerschaft, Stillzeit, Anwendung bei Kindern*

| Präparat | SS | Stillzeit | Kinder |
|---|---|---|---|
| Aciclovir | strenge Indikations-stellung (Gr6) | strenge Indikations-stellung; milchgängig | 200 mg: möglich; Kinder < 2 J Dosisreduktion |
| Brivudin | kontraindiziert (Gr4) | kontraindiziert (La2); milchgängig | nicht empfohlen (unzu-reichende Erfahrung) |
| Famciclovir | kontraindiziert (Gr4) | kontraindiziert; milchgängig | nicht zugelassen für Pat. < 18 J |
| Valaciclovir | strenge Indikations-stellung (Gr6) | nicht empfohlen (La2) | nicht zugelassen für Pat. < 18 J |

# 9. Sonstige

## Bosentan

*Tracleer 62,5/-125 mg Filmtbl. 56*

Dos.: Behandlungsbeginn: 2 × 62,5 mg/d über 4 Wo.,
anschließend 2 × 125 mg/d unabhängig von den Mahlzeiten

KI (abs.): – SS, Stillzeit
         – Mittlere bis schwere Leberfunktionsstörungen (Child-
           Pugh-Klasse B/C)
         – GOT/GPT > 3-fach Norm
         – Komedikation mit Ciclosporin

KI (rel.): – Ø

WW: – Wi ↑: Ciclosporin, Glibenclamid, Rifampicin (erhöhtes Risi-
       ko für Leberfunktionsstörungen), Tacrolimus,
       Sirolimus, Fluconazol, CYP3A4/2C9-Inhibitoren
     – Wi ↓: CYP3A4-Induktoren (z.B. Rifampicin, Carbamaze-
       pin)
     – Orale Kontrazeptiva, Warfarin, Glibenclamid, Simvastatin
       (Wi ↓)

UAW

Häufig: – GIS

Geleg.: – Leberwerte ↑, Hepatitis, Bilirubinämie
       – Exantheme, Pruritus

Selten: – Leberzirrhose/-versagen
      – Anaphylaxie, angioneurotisches Syndrom
      – Kopfschmerzen, Flush-Symptomatik
      – Anämie
      – Beinödeme, Hypotonie, Palpitationen
      – Eingeschränktes Reaktionsvermögen

Monit.: – RR (Behandlungsbeginn nur wenn systolischer RR
       > 85 mm Hg)
     – Leber (vor Therapie, anfangs 1 ×/Mo., zusätzlich jeweils
       2 Wo. nach Dosissteigerung)
     – BB (Hb! vor Therapie, 4 Mo. 1 ×/Mo., anschließend viertel-
       jährlich)
     – SS-Test 1 ×/Mo.

## Chloroquin

*z.B. Resochin Tabletten Filmtbl. 250 mg 20/50/100*

Dos.: 1 × 1/2–1/d; Tageshöchstdosis nicht über 4 mg/kg Idealgewicht
(Körpergröße in cm minus 100; Männer –10%, Frauen –15%)

## Hydroxychloroquin

*Quensyl Tbl. 200 mg 30/100*

Dos.: – Tageshöchstdosis nicht über 6,5 mg/kg Idealgewicht (s.o.)
– Anfangsdosis ggf. 400 mg/d, Erhaltungsdosis 200 mg/d
zu den Mahlzeiten mit Flüssigkeit

KI (abs.): – SS, Stillzeit, Kinder < 6 J
– Retinopathie, Makulopathie
– G6PDH-Mangel, hämatopoetische Erkrankungen
– Myasthenia gravis

KI (rel.): – Kinder > 6 J (nur Chloroquin)
– Psoriasis, Porphyrien
– Epilepsie
– Raucher (schlechteres Ansprechen!)
– Dosisanpassung: Nieren-/Leberinsuffizienz

WW: – Andere Basistherapeutika (UAW ↑)
– Hepatotoxische AM, MAO-Hemmer
– Wi ↓: Antazida, Kaolin (4 h versetzte Einnahme)
– Wi ↑: Cimetidin
– Neostigmin, Pyridostigmin, Ampicillin (Wi ↓)
– Ciclosporin, Digoxin, MTX (Wi ↑)
– Kortikosteroid-Derivate (Kardio- und Myopathien,
BB-Veränderungen ↑)
– Mefloquin, Bupropion (Risiko für Krampfanfälle ↑)
– Pyrimethamin/Sulfadoxin, Phenylbutazon (erhöhtes Risiko
von schweren Hautreaktionen)
– Probenecid, Indometacin (Augenkomplikationen ↑)
– Alkohol (Lebertoxizität ↑)

UAW
*Häufig:* – GIS

*Geleg.:* – Schläfrigkeit, Schwindel, Kopfschmerzen → eingeschränk-
tes Reaktionsvermögen
– Akkomodationsstörungen, Hornhauttrübung
– Hypotonus

# 9. Sonstige

*Selten:* – Juckreiz, Fotosensibilisierung, Pigmentstörungen, Alopezie
– Porphyria cutanea tarda ↓
– Exazerbation einer Psoriasis
– Myopathien, myasthenisches Syndrom
– Retinopathien (irreversibel!)
– Leberschädigung
– EKG-Veränderungen der T-Welle

*Monit.:* – Vor Therapie: augenärztliche Untersuchungen, BB, Leber
– Alle 2 Mo.: BB, Leber; alle 6 Mo.: augenärztliche Unter-
suchungen
– BB (vor Therapie, anschließend alle 2 Mo.)
– Bei ersten Anzeichen einer Retinopathie (Rotschwäche):
Absetzen

## Clofazimin

*Lampren Kps. 50 und 100 mg (Beschaffung nur über internationale
Apotheke möglich)*

Dos.: 50–100 mg/d

KI (abs.): – Stillzeit

KI (rel.): – SS, Leber-/Nireninsuffizienz
– Rezidivierende Diarrhöen

WW: – Ø

UAW

*Sehr
häufig:* – Diarrhöen (40–50%)
– Verfärbung der Haare (75–100%)

*Häufig:* – GIS
– Verfärbung von Konjunktiven, Kornea und Körper-/
Tränenflüssigkeit (reversibel)
– Ichthyosis, Hautverfärbungen

*Geleg.:* – Trockene Augen, Sehstörungen
– Exantheme, Pruritus
– Gewichtsverlust

*Selten:* – BZ ↑
– Kopfschmerzen, Müdigkeit
– Neuralgien, Geschmacksstörungen
– Anorexie, eosinophile Enteropathie

# 9. Sonstige

  – Fotosensibilität, akneähnliche Eruptionen
  – Eingeschränktes Reaktionsvermögen/Fahruntüchtigkeit
Monit.: – BB, Leber, Niere (*keine besonderen Empfehlungen publiziert*)

**Dapson**

*z.B. Dapson-Fatol Tbl. 50 mg 25/50/100*

Dos.: 50–200 mg/d nach der Mahlzeit mit reichlich Flüssigkeit, abendliche Einnahme bevorzugen, an einem Tag/Wo. Pause

KI (abs.): – SS, Stillzeit, Kinder
    – Starker G6PDH-Mangel
    – Anämie (Hb <10 mg/dl)
    – Schwere Lebererkrankungen
KI (rel.): – Herzinsuffizienz (Met-Hb!)
WW:  – Wi ↑: Probenecid
UAW:  – Hämolyse, Methämoglobinämie
    – GIS, Kopfschmerzen
    – Cholestase (selten)
    – Überempfindlichkeitsreaktionen, Exantheme
Monit.:  – Vor Therapie: Diff.-BB, G6PDH und Met-Hb, Leber, Niere
    – Unter Therapie: Diff.-BB, Met-Hb, Leber, Niere (anfangs wöchentlich; nach 1 Mo.: alle 2 Wo.; nach 3 Mo.: 1 ×/Mo.; nach 1 Jahr: alle 3–6 Mo.)
    – Met-Hb bei 5–10%: Dosisreduktion um 50%, Vitamin E 600 mg/d
    – Hb < 9–10 g/dl und/oder Polyneuropathie: Absetzen
Cave:  – Raucher

**Doxepin**

*z.B. Doxepin-ratiopharm 10/-25/-50/-100 mg Filmtbl. 20/50/100*

Dos.: 50–150 mg/d, einschleichen!

KI (abs.): – SS, Stillzeit, Kinder < 12 J
    – Engwinkelglaukom
    – Akuter Harnverhalt, Restharnbildung
    – Paralytischer Ileus
    – Akute Intoxikation mit Hypnotika, Analgetika, Psychopharmaka, Alkohol

KI (rel.):  – Prostatahyperplasie (ohne Restharnbildung)
– Leber-/KM-Insuffizienz
– Hirnorganisches Psychosyndrom, erhöhte Krampfbereitschaft
– Hypokaliämie, Bradykardie, HRST

WW:  – Wi ↑: MAO-Hemmer (14 d vorher absetzen!), Antidepressiva, Neuroleptika, Sedativa, Alkohol, anticholinerge AM, Cimetidin
– Sympathomimetika (Wi ↑)
– Nitrate, Antihypertonika (antihypertensive Wi ↑)
– Reserpin, Clonidin (Wi ↓)
– Antiarrhythmika (Kl Ia und III), Antihistaminika, Neuroleptika (verlängertes QT-Intervall)
– Diuretika (Hypokaliämie ↑)

UAW

*Häufig:*  – Allergische Hautreaktionen, Pruritus
– Innere Unruhe, Libidoverlust, Miktions-/Ejakulationsstörungen
– Durst

*Geleg.:*  – Parästhesien, Hitze-/Kälteempfindungen, Ohrensausen
– Galaktorrhö, Ödeme
– Herzinsuffizienz ↑, HRST, Hypotonie, orthostatische Dysregulation
– Harnverhalt
– Eingeschränktes Reaktionsvermögen!
– <u>Behandlungsbeginn, ältere Pat.:</u>
Schwitzen, Tremor, Unruhe
Müdigkeit, Schwindel
Mundtrockenheit, Obstipation, Gewichtszunahme
Leberwerte ↑

Monit.:  – RR, EKG, BB, Leber, Kalium (vor und während Therapie)

## Epinephrin

*Fastjekt/Fastjekt junior 1*

Dos.: Einzelgabe von 0,3 ml Injektionslösung i.m. entspricht 0,3 mg Epinephrin (bei Fastjekt junior 0,15 mg)

KI (abs.):  – Kinder < 30 kg KG (→Fastjekt junior)

        – Hypertonus
        – Thyreotoxikose
        – Phäochromozytom
        – Engwinkelglaukom
        – Blasenentleerungsstörungen mit Restharnbildung
        – Paroxysmale Tachykardie, hochfrequente absolute Arrhythmie
        – Schwere Nierenfunktionsstörungen
        – Koronar- und Herzmuskelerkrankungen, sklerotische Gefäßveränderungen
        – Cor pulmonale
        – Injektion an den Akren, Schock aus anderer Ursache (z.B. nach Blutverlust)
        – Gleichzeitige Gabe von Betablockern oder anderen Sympathomimetika
        – Asthmatiker mit Sulfitüberempfindlichkeit

KI (rel.):  – Ältere Pat. und Pat. mit einem erhöhten Sympathikotonus
        – Diabetische Stoffwechsellage, Hyperkalzämie, Hypokaliämie

WW:  – Ø

UAW:  – Hyperglykämie
        – Palpitationen, ventrikuläre Rhythmusstörungen
        – Pektanginöse Beschwerden
        – Unruhe, Spannung, Angstgefühle
        – Zittern, Schwitzen, Schwindel
        – Kältegefühl an den Extremitäten, Hautblässe
        – Schwäche, Benommenheit, Kopfschmerzen

Monit.:  – Ø

**Iloprost**

*z.B. Ilomedin 20 mg/1 ml Konzentrat 5/20*

Dos.: 0,5–2,0 ng Iloprost/kg KG/min über 6 h, täglich als i.v. Infusion

KI (abs.):  – SS, Stillzeit
        – Florides Magenulkus, Polytrauma, intrakranielle Blutungen (Blutungskomplikationen)
        – Schwere KHK, instabile Angina pectoris, Zustand nach Myokardinfarkt (innerhalb 6 Mo.)

–  Herzinsuffizienz (NYHA II–IV), HRST
–  Verdacht auf Lungenstauung

**KI (rel.):**  –  Hypotonus
–  Raucher
–  Dialysepflichtige Niereninsuffizienz, Leberzirrhose (Dosis-
reduktion auf die Hälfte)
–  Dringend indizierte Amputation
–  TIA, Apoplex (innerhalb 3 Mo.)

**WW:**  –  Thrombozytenaggregationshemmer, Heparin, orale Antikoagulanzien (Blutungsrisiko ↑)
–  β-Blocker, Calciumantagonisten, Vasodilatatoren,
ACE-Hemmer (Hypotonus ↑)

**UAW**

*Sehr*  –  Übelkeit, Erbrechen, Kopfschmerzen
*häufig:*  –  Gesichtsrötung, Schwitzen

*Häufig:*  –  Kiefer-, Kaumuskelschmerz, Trismus
–  Myalgie, Arthralgie
–  Schwindel, Par-/Hypästhesie, Ruhelosigkeit
–  Schläfrigkeit, Apathie
–  GIS inkl. GIS-Blutungen
–  Hypotonie, Bradykardie
–  Fieber, Schüttelfrost

*Geleg.:*  –  Pruritus
–  Tetanie, Muskelkrämpfe, Tremor
–  Angst, Depression
–  Abnormale, verschwommene Sicht, Augenirritationen/
-schmerzen
–  Geschmacksstörungen
–  Ikterus
–  Arrhythmie, Extrasystolen
–  Schlaganfall, Ischämie, Myokardinfarkt
–  Tiefe Venenthrombose, Lungenembolie
–  Asthma
–  Nierenschmerzen, Dysurie, Harntrakterkrankungen

*Selten:*  –  Husten
–  Proktitis

Monit.: – RR, Puls (zu Beginn und nach jeder Dosissteigerung während der Infusion)
– Individuelle Dosisanpassung/Infusionsgeschwindigkeit je nach Verträglichkeit

**Methoxsalen (8-Methoxypsoralen)**

*Meladinine Tbl. (10 mg) 50*

Dos.: individuelle Dosierung nach KG (0,6 mg/kg), Einnahme 2 h vor Bestrahlungsbeginn

KI (abs.): – SS, Stillzeit, Kinder < 12 J
– Xeroderma pigmentosum
– Dysplastisches Nävussyndrom, malignes Melanom
– Lupus erythematodes, Dermatomyositis, Porphyrien
– Aphakie, Katarakt
– Schwere Herzerkrankungen
– Hepatopathie
– Stark eingeschränkte Nierenfunktion
– Tuberkulose
– Behandlung mit Zytostatika

KI (rel.): – Epitheliale Hauttumoren in der Vorgeschichte (Plattenepithelkarzinom, Basalzellkarzinom, M. Bowen)
– Vortherapie mit: Arsen, Zytostatika/Immunsuppressiva (z.B. MTX, Ciclosporin), ionisierenden Strahlen oder N-Lost (Karzinomrisiko)
– Immunsuppression
– Orthostatische Regulationsstörungen
– Fotosensibilisierende/-toxische Medikamente

WW: – Wi ↓: Phenytoin
– Wi ↑: Tolbutamid
– Paracetamol, Cumarin (Wi ↑)
– Reduzierte Antipyrin-Clearance

UAW
*Häufig:* – Pruritus, Erythem, PUVA-Lentigines
– Nausea
*Geleg.:* – Kopfschmerzen, Schwindel
– Schmerzen in der Haut, Köbner-Phänomen bei Psoriasis vulgaris

# 9. Sonstige

*Selten:*  – Verbrennungen
 – Cave: Fototoxische Reaktionen können auch hinter
   Fenstergläsern auftreten

Monit.:  – BB, Leber, Niere, Urinstatus (vor Therapie, anschließend
   alle 6 Mo.)
 – Vor Therapiebeginn augenärztliche Untersuchung
 – Schutzbrille mit UV-absorbierenden Gläsern (spezielle
   Kantenfiltergläser mit UV-Kante bei 400 nm und Seiten-
   schutz, z.b. der Fa. Schweizer, Zeiss, Rodenstock oder
   Essilor), Sonnenschutz, ggf. Handschuhe bis 24 h nach
   der Bestrahlung

Bemerkung:
 – Bei schlechter Verträglichkeit ggf. 5-Methoxypsoralen
   (Geralen®) als Alternativpräparat (nur in Österreich zuge-
   lassen) versuchen

## Naltrexon

*z.B. Nemexin Filmtbl. 50 mg 30/50*

Dos.: 1 × 1/d

KI (abs.):  – Schwere Leberschäden, akute Hepatitis
 – Opioidanalgetika, opioidabhängige Pat. (auch unter
   Methadon-Therapie), ältere Menschen

KI (rel.):  – Eingeschränkte Leber-/Nierenfunktion

WW:  – Opioidhaltige Antitussiva, Antidiarrhoika oder Analgetika
   (Wi ↓)
 – Cave: Lebensgefahr bei Selbstverabreichung hoher Dosen
   von Opioidanalgetika!
 – Ansprechbarkeit auf Opiate nach Therapie mit Naltrexon
   u.U. erhöht (Toxizität ↑)!

UAW

*Sehr häufig:*  – Schlafstörungen, Angstzustände, Nervosität, Kopf-
   schmerzen
 – GIS
 – Myalgien, Arthralgien

*Häufig:*  – Appetitlosigkeit, Durstgefühl
 – Niedergeschlagenheit, Reizbarkeit, Benommenheit
 – Erytheme

|          |                                                                          |
|----------|--------------------------------------------------------------------------|
|          | – Potenz-/Ejakulationsstörungen                                          |
|          | – Schüttelfrost, Schweißausbrüche, gesteigerter Tränenfluss              |
| *Geleg.:* | – Hypo-/Hypertonus                                                       |
|          | – Herzklopfen, Schwindel                                                 |
|          | – Tremor, Sehstörung, Agitiertheit, Verwirrtheit                         |
|          | – Atemnot                                                                |
|          | – Leberfunktionsstörung, Bilirubinanstieg, Hepatitis                     |
|          | – Eingeschränktes Reaktionsvermögen                                      |
| Monit.:  | – Leber                                                                  |

Bemerkung: Naltrexon kann bei Opiatabhängigen ein
Entzugssyndrom auslösen

*Schwangerschaft, Stillzeit, Anwendung bei Kindern*

| Präparat | SS | Stillzeit | Kinder |
|----------|----|-----------|--------|
| Bosentan | kontraindiziert (Gr6); sichere Kontrazeption (orale Antikonzeptiva allein nicht ausreichend!) | kontraindiziert (La1) | unzureichende Daten für Kinder < 12 J (Indikation: pulmonale arterielle Hypertonie!) |
| Chloroquin/ Hydroxy-chloroquin | strenge Indikations-stellung (außer Malaria-therapie); passiert die Plazentaschranke, mög-liche Organschäden beim Feten; sichere Kontrazeption während und mindestens 3 Mo. nach Therapieende | kontraindiziert (La2) | Hydroxychloroquin: Kinder ab 6 J (> 35 kg), maximal 6 Mo.! |
| Clofazimin | nur bei strenger Indikationsstellung | kontraindiziert; milchgängig | nur Einzelfallberichte bei Kindern und Jugendlichen |
| Dapson | kontraindiziert (Gr5) | kontraindiziert | nur Einzelfallberichte bei Kindern und Jugendlichen |
| Doxepin | strenge Indikationsstel-lung; plazentagängig, Missbildungsrate wäh-rend 1. Trim. möglicher-weise erhöht, Beein-trächtigung der Fertilität (Tierversuch) | kontraindiziert; milchgängig | bei Kindern < 12 J kon-traindiziert, bei Kindern > 12 J nur in Ausnahme-fällen und mit niedrigerer Dosierung |

# 9. Sonstige

## Fortsetzung

| Präparat | SS | Stillzeit | Kinder |
|---|---|---|---|
| Iloprost | kontraindiziert (Gr6) | kontraindiziert (La1) | nur Einzelfallberichte bei Kindern und Jugendlichen |
| Methoxsalen | kontraindiziert (Gr4) | kontraindiziert (La1) | bei Kindern < 12 J kontraindiziert, bei Kindern > 12 J nur in Ausnahmefällen |
| Naltrexon | kontraindiziert (Gr6); im Tierversuch embryoletal | kontraindiziert (La1) | bei Kindern < 18 J kontraindiziert |

# Abkürzungen

| | |
|---|---|
| AB | Antibiotika |
| ACE | Angiotensin-converting enzym |
| AK | Antikörper |
| AM | Arzneimittel |
| Amp. | Ampulle |
| AP | Alkalische Phosphatase |
| BB | Blutbild |
| BCG | Bacille Calmette-Guérin |
| best. | bestimmt/e |
| BSA | Body surface area |
| BSG | Blutkörperchensenkungsgeschwindigkeit |
| BZ | Blutzucker |
| BZT | Blutzuckertagesprofil |
| COPD | chronisch-obstruktive Lungenerkrankungen chronic obstructive pulmonary disease |
| CYP | Zytochrom P |
| d | day(s) |
| Diff. | Differenzial |
| DMARDs | antirheumatisch wirkende Basistherapeutika disease-modifying antirheumatic drugs |
| Dos. | Dosierung |
| DPD | Dihydropyrimidindehydrogenase |
| Drg. | Dragee |
| ED | Einzeldosis |
| fragl. | fraglich |
| 5-FU | 5-Fluorouracil |
| geleg. | gelegentlich |
| GGT | Gammaglutamyltransferase |
| GI(S) | gastrointestinale (Störungen) |
| GIT | Gastrointestinaltrakt |
| GOT | Glutamat-Oxalacetat-Transaminase |
| G6PDH | Glukose-6-Phosphat-Dehydrogenase |
| GPT | Glutamat-Pyruvat-Transaminase |
| h | hour(s) |
| HACA | Human Anti-chimeric antibodies |
| Hb | Hämoglobingehalt |
| HBsAg | Hepatitis-B-surface-Antigen |
| HMG-CoA | 3-Hydroxy-3-methylglutaryl-Coenzym-A |
| HRST | Herzrhythmusstörungen |
| HWZ | Halbwertszeit |
| i.d.R. | in der Regel |
| I.E. | Internationale Einheiten |
| IFN | Inferferon |
| i.m. | intramuskulär |
| IUP | Intrauterinpessar |
| i.v. | intravenös |
| J | Jahr(e) |
| JIA | juvenile idiopathische Arthritis |

| | |
|---|---|
| KG | Körpergewicht |
| KHK | koronare Herzkrankheit |
| KI | Kontraindikationen (abs. = absolut; rel. = relativ) |
| KM | Knochenmark |
| KOF | Körperoberfläche |
| Kps. | Kapseln |
| Krea | Kreatinin |
| LDH | Laktatdehydrogenase |
| Leber | GGT, GOT, GPT |
| LZ | Langzeit |
| MAO | Monoaminoxidase |
| Met-Hb | Methämoglobin |
| Mo. | Monat(e) |
| Monit. | Monitoring (empfohlene Therapieüberwachung) |
| MS | Multiple Sklerose |
| MTX | Methotrexat |
| Niere | Harnstoff, Kreatinin |
| N-Lost | Stickstofflost |
| NNR | Nebennierenrinde |
| NSAR | nicht steroidale Antirheumatika |
| NW | Normalwert |
| NYHA | New York Heart Association |
| Pat. | Patienten |
| p.o. | per os |
| PUVA | Psoralene plus UV-A |
| RA | rheumatoide Arthritis |
| Rö | Röntgen |
| RR | Blutdruck |
| s.c. | subkutan |
| SD | Schilddrüse |
| SH | Schleimhaut |
| SLE | Systemischer Lupus erythematodes |
| SS | Schwangerschaft |
| SSRI | Selektive serotonin reuptake inhibitor |
| Tbl. | Tabletten |
| TG | Triglyzeride |
| TIA | Transitorische ischämische Attacke |
| TNF | Tumor-Nekrose-Faktor |
| TPMT | Thiopurinmethyltransferase |
| Tr. | Tropfen |
| Trim. | Trimenon |
| TSH | Thyroidea stimulierendes Hormon |
| Tx | Transplantation |
| UAW | unerwünschte Arzneimittelwirkungen |
| Wi ↑ | Wirkung(sverstärkung) |
| Wi ↓ | Wirkung(sabschwächung) |
| Wo. | Woche(n) |
| WW | Wechselwirkungen |
| ZNS | Zentralnervensystem |

# Notizen

# Notizen